内分泌与代谢性疾病诊疗

NEIFENMI YU DAIXIEXING JIBING ZHENLIAO

主编 王璐信 伟 白智晶 毛怀玉

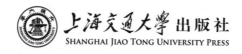

上海交通大學出版社
SHANGHAI JIAO TONG UNIVERSITY PRESS

内容提要

　　本书内容涵盖了激素与内分泌疾病的关系、内分泌疾病常用药物、下丘脑-垂体疾病、甲状腺疾病、甲状旁腺疾病、肾上腺疾病等，针对各种疾病，简单介绍了其病因、发病机制、辅助检查、临床表现等基础知识，对其诊断方法、鉴别诊断、治疗原则及预后等与临床实际工作联系紧密的内容进行了全面系统的讲解。适合内分泌科、普通内科及基层医务工作人员参考使用。

图书在版编目（CIP）数据

　　内分泌与代谢性疾病诊疗 / 王璐等主编. --上海：
上海交通大学出版社，2023.10
　　ISBN 978-7-313-27817-3

　　Ⅰ．①内… Ⅱ．①王… Ⅲ．①内分泌病－诊疗②代谢
病－诊疗 Ⅳ．①R58

　　中国版本图书馆CIP数据核字（2022）第214711号

内分泌与代谢性疾病诊疗
NEIFENMI YU DAIXIEXING JIBING ZHENLIAO

主　　编：王　璐　信　伟　白智晶　毛怀玉
出版发行：上海交通大学出版社
邮政编码：200030
印　　制：广东虎彩云印刷有限公司
开　　本：710mm×1000mm　1/16
字　　数：221千字
版　　次：2023年10月第1版
书　　号：ISBN 978-7-313-27817-3
定　　价：158.00元

地　　址：上海市番禺路951号
电　　话：021-64071208
经　　销：全国新华书店
印　　张：12.75
插　　页：2
印　　次：2023年10月第1次印刷

编委会

主　编

王　璐　信　伟　白智晶　毛怀玉

副主编

张智云　苟　静　张勤凤

编　委（按姓氏笔画排序）

王　璐　山东省青岛市第五人民医院/青岛市海慈医疗集团（西院区）

毛怀玉　山东省东营市第二人民医院

甘宜璋　山东省滕州市中心人民医院

白智晶　山东省临邑县中医院

冯　晓　山东省德州市中医院

宋媛媛　山东省解放军第960医院

张智云　内蒙古自治区鄂尔多斯市中心医院

张勤凤　深圳市中西医结合医院

苟　静　四川省骨科医院

信　伟　山东省梁山县人民医院

主编简介

◎ 王 璐

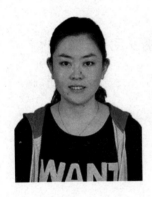

　　女，1973年生。毕业于青岛大学医学院，临床医学专业，现就职于山东省青岛市第五人民医院综合内科。擅长糖尿病及并发症、甲状腺相关疾病、垂体疾病、肾上腺疾病、骨质疏松、痛风、肥胖相关疾病、内分泌高血压等内分泌代谢病的诊断与治疗，具有丰富的临床经验。发表论文6篇。

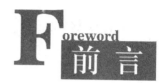

前　言

　　随着社会经济的发展及人们生活方式的改变,肥胖症、糖尿病、血脂异常等内分泌疾病的发病率日益增加,已成为威胁人类健康的主要疾病之一。内分泌学作为内科学中的一个新兴学科,虽然起步较晚,但是进展极为迅速。近年来,随着医学科学技术的发展,人们对内分泌疾病的认识在不断地深入,内分泌疾病的临床诊疗水平也在不断提高。与其他疾病相比,内分泌代谢相关疾病的发生与生活方式、社会发展、生存环境密切相关,完全可以通过科学健康知识普及、良好的生活习惯和及时诊疗来预防和减少疾病的发生。为了在广大临床医师中普及和更新内分泌科新技术、新成果、新进展,满足内分泌科基层医务工作者的临床需要,促进广大临床医务工作人员在实际工作中更好地认识、了解内分泌疾病,及时对内分泌疾病作出明确的诊断、制订出合理的治疗方案,最终提高治愈率,编者在参阅国内外相关研究进展的基础上,结合临床经验编写了《内分泌与代谢性疾病诊疗》一书。

　　本书着重于临床问题的分析和实践,将循证医学的理念贯穿于临床实践始末。本书内容涵盖了激素与内分泌疾病的关系、内分泌疾病常用药物、下丘脑-垂体疾病、甲状腺疾病、甲状旁腺疾病、肾上腺疾病等,针对各种疾病,简单介绍了其病因、发病机制、辅助检查、临床表现等基础知识,对其诊断方法、鉴别诊断、治疗原则及预后等与临床实际工作联系紧密的内容进行了全面系统的讲解。不仅具有科学性,还具有很强的实用性。本书立足临床实践,内容全面翔实,重点突出,文字精炼,深入浅出,通俗易懂,适合内分泌科、普通内科及基层医务工作人员参考使用。

在编写过程中,我们秉承着精益求精的作风,尽可能地为读者呈现内分泌疾病领域知识的精华。然而,由于内分泌学发展日新月异,加之众多编者写作风格不同且编写时间有限,书中难免会存在疏漏和不足之处,望广大读者不吝指正。

《内分泌与代谢性疾病诊疗》编委会

2022 年 8 月

Contents 目录

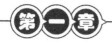

激素与内分泌疾病的关系

第一节　激素的调节与意义

　　激素在机体的生长发育、新陈代谢及保持机体内环境的平衡等方面均发挥重要的调节作用。激素的分泌有其各自的生物节律,下丘脑、垂体及靶腺之间存在着相互依赖、相互制约,既矛盾又统一的反馈性调节作用,激素之间还存在着协同、拮抗等相互作用。激素广泛地控制着机体各组织的代谢,其分泌也受代谢物质的反馈调节。为保持机体内主要激素间的平衡,在中枢神经系统的作用下,有一套复杂的调节系统。激素一般以相对恒定速度(如甲状腺素)或一定节律(如皮质醇、性激素)释放,生理或病理因素可影响激素的基础性分泌。中枢神经系统的信息经过下丘脑、垂体,到达外周腺体,由靶细胞发挥生理效应,其中任何一段均受正反馈或负反馈调节的控制。反馈调节系统是内分泌系统中重要的自我调节机制。另外,自然界环境的变化对激素的分泌也有影响。总之,人体的内环境能保持对立统一和相对稳定,维持生命,保持种族延续,激素的影响具有重要意义。

一、神经系统和内分泌激素的相互调节

　　神经系统和内分泌系统通过下丘脑而相互调节。下丘脑前部视上核和脑旁室核有神经纤维下达垂体后叶,将分泌的抗利尿激素(血管升压素)及催产素(缩宫素)沿神经纤维输送至神经垂体贮存,并由此向血液释放激素。下丘脑又受中枢神经系统其他各部位的调控,它们可分泌各种神经递质,如 NE、多巴胺、乙酰胆碱、5-羟色胺、γ-氨基丁酸和组胺等,这些递质能传递神经冲动至下丘脑等组织中的肽能神经元,通过突触后神经细胞表面的膜受体调节神经内分泌活动。

如临床上应用多巴胺促效剂溴隐亭治疗闭经-溢乳综合征。在神经系统对内分泌的调节中,有一部分是通过"生物钟"控制的。如皮质醇分泌的昼夜节律性来源于大脑皮质信号和下丘脑对信号的整合与反应,而松果体分泌的褪黑素可能是"生物钟"的起搏性信号物质。

激素对神经系统也有调节作用,神经系统是许多激素的重要靶器官。如性激素对性行为的影响,甲状腺激素分泌过少会出现智力衰退、行为迟钝,皮质醇分泌过多会出现失眠、欣快感等。

二、激素的反馈调节

激素的调节存在正反馈和负反馈调节。如甲种激素能够促进乙种激素的分泌,当乙种激素分泌不足时,甲种激素分泌量就会增多,从而促进乙种激素的产生,这种调节称为正反馈调节;当乙种激素在机体内的含量高于正常生理量时,乙种激素会反过来抑制甲种激素的产生,这种调节称为负反馈调节。简言之,促进作用是正反馈,抑制作用是负反馈。

腺垂体在下丘脑释放或抑制激素的调节下分泌相应促激素,促进靶腺激素合成和分泌,后者又反作用于下丘脑和腺垂体,对其相应激素起抑制或兴奋作用。分泌激素的内分泌细胞随时收到靶细胞及血中该激素浓度的信息,调控内分泌细胞分泌激素减少(负反馈)或增加(正反馈)。如血中葡萄糖浓度增加,可以促进胰岛素分泌,使血糖浓度下降;血糖浓度下降后,胰岛分泌胰岛素的作用减弱,胰岛素分泌减少,这样就保证了血中葡萄糖浓度的相对稳定。又如,下丘脑分泌的调节肽可促进腺垂体分泌促激素,而促激素又促进相应的靶腺分泌激素以供机体的需要。当这种激素在血中达到一定浓度后,能反馈性地抑制腺垂体或下丘脑的分泌。

三、神经、内分泌与免疫系统的相互调节

神经、内分泌与免疫系统之间存在着双向信息传递机制,这种联系是通过它们共有的化学信息分子与受体而实现的。此外,免疫细胞本身能合成各种神经递质和内分泌激素,并对其发生反应;神经、内分泌系统也能合成细胞因子及其受体,对其发生反应,由此构成了机体的神经、内分泌、免疫系统调节网络。如糖皮质激素、促肾上腺皮质激素(ACTH)、生长抑素(SS)、雄激素、前列腺素 E 等可抑制免疫应答,而生长激素(GH)、催乳素(PRL)、性激素(TH)和胰岛素能促进免疫应答。

四、旁分泌和自分泌的调节作用

旁分泌和自分泌的调节为局部激素调节的主要方式。旁分泌指细胞产生的激素在分泌局部作用于邻近的细胞,自分泌指细胞分泌的激素在局部作用于自身。如腺垂体 PRL 细胞能合成和分泌肠血管活性肽(VIP),外源性 VIP 可刺激垂体细胞分泌 PRL,抗 VIP 血清使培养垂体细胞 PRL 的基础分泌降低。用反向溶血斑检测时,抗 VIP 血清或 VIP 拮抗剂均使 PRL 溶血斑缩小,说明 VIP 对 PRL 的分泌可起旁分泌和自分泌调节作用。

第二节　激素的作用

激素对机体各个系统的组织和器官的生理活动都有影响,其作为一种信使物质(称为第一信使),可以通过传递信息影响细胞膜的通透性,也可以激活产生第二信使,或通过影响染色体的基因表达发挥调节作用。激素的作用十分复杂,某一激素作用于不同组织可有不同作用,同一激素对同一组织在一生的不同阶段可呈现不同的作用。此外,某些激素发挥单一的作用,有些生理作用则是由数种激素共同参与的复杂的相互作用。

一、激素的生理作用

(1)对生长发育的影响:激素可以促进细胞分裂与分化,调控机体各组织、各器官的正常生长、发育,以及细胞的更新与衰老,如生长激素、甲状腺激素、性激素等都是促进生长发育的激素。而有些激素则可以抑制生长发育。

(2)对三大营养物质及水盐代谢的影响:激素可以调节人体全部化学物质的代谢,调节糖、脂肪、蛋白质以及核酸和水盐的代谢,为生命活动供给能量,参与维持体内代谢的动态平衡和相对稳定。

(3)对中枢神经系统和自主神经系统的影响:激素调节中枢神经系统和自主神经系统的许多活动,如情绪、欲望和记忆等,调节学习及行为活动。

(4)对心血管和肾脏的影响:激素可以广泛地影响心血管和肾功能。肾素血管紧张素系统、心房肽、内皮素、儿茶酚胺、糖皮质激素、甲状腺激素等都可以影响这两个重要脏器的功能活动。

(5)对生殖系统的影响:激素可以促进生殖系统发育成熟,影响生殖功能以及性激素的分泌和调节,包括生卵、排卵、生精、受精、着床、妊娠及催乳等生殖过程。

(6)对免疫系统的影响:糖皮质激素、性激素可以抑制免疫反应;甲状腺激素、生长激素、儿茶酚胺、催乳素及其他许多激素都参与影响免疫系统功能。

(7)激素可以调节机体造血过程,也可以与神经系统密切配合,增强机体对伤害性刺激和环境急变的耐受力和适应性。

二、激素的生物放大作用

激素在血液中的生理浓度很低[一般在皮摩/升(pmol/L)至纳摩/升(nmol/L)数量级]。激素的含量甚少,但其产生的效应显著。如 $0.1~\mu g$ 的促肾上腺皮质激素释放激素,可使腺垂体释放 $1~\mu g$ ACTH,ACTH 进一步引起肾上腺皮质分泌 $40~\mu g$ 糖皮质激素,糖原贮存约增加 $6~000~\mu g$。激素与受体结合后,通过一系列酶促反应,可将激素信息逐级放大。因此,体液中激素浓度保持相对稳定,对发挥激素的正常调节作用尤为重要。

三、激素的信息传递作用

激素是细胞与细胞之间信息传递的媒介,它将某种信息以化学传递方式调节靶细胞的功能,使之增强或减弱。激素能影响靶细胞原有功能活动或代谢反应的强度与速度,既不产生新的功能,也不提供能量,仅仅起着"信使"的作用。激素在信息传递后,即被分解而失活。

四、激素间的相互作用

当多种激素一起参与某一生理活动的调节时,激素与激素之间的作用往往相互影响。

(一)协同作用

不同激素对同一生理活动都有增强效应,如生长素和肾上腺素、糖皮质激素和胰高血糖素都使血糖升高,在升糖效应上有协同作用。

(二)拮抗作用

不同激素对某一生理活动作用相反,如胰岛素使血糖降低,与上述激素的升糖效应产生拮抗作用。甲状旁腺激素与1,25-二羟维生素 D_3 对血钙的调节是相辅相成的,而降钙素则有拮抗作用。

(三)允许作用

某种激素本身对某器官或细胞不发生直接作用,然而它的存在,却是另一种激素产生生物效应或作用加强的必要条件,即对另一种激素的效应起支持作用,这种作用称为激素的允许作用。如糖皮质激素本身不引起血管平滑肌收缩,但它的存在是 NE 发挥缩血管作用的前提。激素之间相互作用可以发生在受体水平,也可以发生在受体后信息传递过程,或者是细胞内酶促反应的某一环节。甲状腺激素可使许多组织(如心、脑等)β-肾上腺素能受体数量增加,提高组织对儿茶酚胺的敏感性,增强其效应。孕酮与醛固酮受体的亲和性较小,但当孕酮浓度升高时,则可和醛固酮竞争同一受体,从而减弱醛固酮调节水盐代谢的作用。前列环素(PGI_2)可使血小板内 cAMP 增多,从而抑制血小板聚集;而血栓素 A_2(thromboxanc A_2,TXA_2)却能使血小板内 cAMP 减少,促进血小板的聚集。

(四)激素间的"串语"调节

以前认为,G 蛋白耦联信号的传递完全不依赖于酪氨酸受体的信息传递途径而独立存在。但人们在研究 G 蛋白耦联受体的受体后信息传递时发现,同类激素及不同类激素的各自信息传递途径有交互影响,G 蛋白耦联受体可与酪氨酸激酶的信号途径通过非受体-酪氨酸激酶相互作用,调节酪氨酸激酶活性及其下游的级联反应。这种由一条信息传递途径影响另一条传递途径的现象称为信息传递的串语现象。

五、激素作用的特征

(一)相对特异性

某种激素释放进入血液后被运送到全身各个部位,仅能选择地作用于某些器官(包括内分泌腺)、组织和细胞,称为激素的特异性。被激素选择作用的器官、组织和细胞,分别称为靶器官、靶组织和靶细胞。有些激素专一地选择作用于某一内分泌腺体,称为激素的靶腺。激素能选择性地作用于靶细胞是因为靶细胞膜上或胞浆内存在能与激素发生特异性结合的受体。肽类和蛋白质激素的受体存在于靶细胞膜上,而类固醇激素与甲状腺激素的受体则位于细胞质或细胞核内。激素与受体相互识别并发生特异性结合,经过细胞内复杂的反应,从而激发出一定的生理效应。有些激素作用的特异性很强,只作用于某一靶腺,如促肾上腺皮质激素只作用于肾上腺皮质,促甲状腺激素只作用于甲状腺,而垂体促性腺激素只作用于性腺等。有些激素没有特定的靶腺,其作用比较广泛,如生长素、甲状腺激素等,它们几乎对全身的组织细胞的代谢过程都发挥调节作用。但是,这些激素也是与细胞的相应受体结合而起作用的。

(二)分泌速率不均一

激素的分泌速率并不均一,有的可呈现明显的周期性变化。不同激素,其半衰期不同。

第三节　激素的作用机制

一、激素的分类

(一)按照激素的化学结构分类

激素种类繁多,按激素化学结构可分为含氮激素、类固醇激素及脂质衍生物3大类。含氮类激素包括肽类、蛋白质类激素和胺类激素,这类激素大部分易被消化酶水解,所以若作为药物使用,一般不宜口服。类固醇类激素主要是肾上腺皮质和性腺分泌的激素,如皮质醇、醛固酮、雌激素、孕激素及雄激素等。由胆固醇衍生的1,25-二羟维生素D_3也被归入类固醇激素类。脂质衍生物类激素包括白三烯、前列腺素、血栓素等。

(二)按激素作用受体分类

各类激素传递信息的方式不尽相同,按其作用的受体可分为膜受体激素和核受体激素。通过细胞膜受体起作用的激素包括蛋白质(肽)类、儿茶酚胺类及前列腺素类,通过细胞膜内受体起作用的激素包括类固醇激素及甲状腺激素。

儿茶酚胺、前列腺素、ACTH、胰高血糖素、甲状旁腺激素等蛋白质(肽)类激素主要作用于膜受体,为亲水性激素,它们不能自由透过脂性细胞膜,本身作为第一信使,需要和细胞膜上的受体结合,形成"配体-受体复合物"得以使信息传递至细胞内,进而激活细胞内的第二信使系。类固醇激素、维生素D、甲状腺激素、多种脂肪酸等非蛋白质类激素主要作用于细胞核内受体,由于此类激素为脂溶性的小分子化合物,故可以自由穿透胞膜及核膜,并识别和结合细胞核或细胞质内相应受体上的专一DNA序列,诱导靶基因转录活性,完成配体-受体复合物的二聚化、磷酸化等,以调节靶基因的表达与转录,改变细胞功能。

二、激素的分泌方式

激素通过多种传递方式,在机体的生长发育、新陈代谢及保持机体内环境的平衡等方面发挥重要的调节作用。

激素直接进入血液,通过血液循环作用于远处的效应细胞而发挥作用,这种方式称为远距分泌;有的内分泌细胞的分泌物可不经血液运输,仅由组织液扩散而直接作用于邻近细胞,这种方式称为旁分泌,如性类固醇激素在卵巢的作用,血管紧张素在肾脏的作用,以及由血小板释放的血小板衍生生长因子的作用等;如果内分泌细胞所分泌的激素在局部扩散而又返回作用于该内分泌细胞而发挥反馈作用,这种方式称为自分泌作用,如胰腺细胞释放的胰岛素,可抑制同一细胞释放胰岛素,分泌生长抑素的胰腺细胞可抑制该细胞释放生长抑素;如果内分泌细胞的信息物质不分泌出来,原位作用于该细胞胞浆内的效应器上,称为胞内分泌,如睾丸和乳腺可合成雌激素,其主要作用是调节自身细胞的代谢。胞内分泌的另一种概念是内分泌腺体内的激素分泌和自身调节。另外,下丘脑有许多具有内分泌功能的神经细胞,这类细胞既能产生和传导神经冲动,又能合成和释放激素,故称神经内分泌细胞,它们产生的激素称为神经激素。神经激素沿神经细胞轴突借轴浆流动运送至末梢而释放,这种方式称为神经分泌。

此外,还有与旁分泌相类似的并列分泌、腔分泌和双重分泌等的激素分泌方式。1 种激素可以以几种方式起作用,各种激素在下丘脑-垂体-靶腺轴的各种反馈机制及其相互之间的调节作用下处于动态平衡,维持正常的生理状态。

三、激素的体内过程

(一)激素的合成与释放

激素释放有 2 类:一类是有些激素(如多肽激素)贮存于囊泡中,受到分泌信号刺激后,囊泡与细胞膜融合,激素从内分泌细胞中释放出来,分泌信号与合成信号可以耦联或独立存在,这类激素经历了合成、贮存、释放 3 个步骤;另一类激素非囊泡介导释放的激素(如类固醇激素)是合成后立即释放,不需囊泡与细胞膜融合,这类激素的合成信号与分泌信号之间没有明显区别,所以控制激素的合成是调节其分泌的主要方式。

(二)激素的代谢、转运、清除及调节

激素从分泌入血,经过代谢,到生物活性消失,所经历的时间长短不同。为表示激素的更新速度,一般采用激素活性在血中消失一半的时间,称为半衰期($t_{1/2}$)。一般来说,循环中的多肽激素 $t_{1/2}$ 较短(数分钟),如 ACTH、胰岛素、胰高血糖素、甲状旁腺激素(PTH)及释放激素。激素在循环中可被蛋白酶部分降解,但主要是与细胞表面的受体或非受体激素结合位点结合,而后被摄入细胞,

进而被细胞膜或细胞内的酶类所降解。此外,高浓度激素持续作用于细胞表面可引起细胞对激素反应的降调节。

游离类固醇激素极易经代谢灭活,灭活的主要形式是将羟基转变成酮基,将双键还原以及将类固醇与葡萄糖醛酸或硫酸基结合。已发现的类固醇代谢产物在 50 种以上。

循环中的甲状腺激素主要以与血浆蛋白质结合的形式存在,T_4 循环 $t_{1/2}$ 为 7 天,T_3 循环 $t_{1/2}$ 为 1 天,激素在微粒体经脱碘酶的作用降解为无活性形式。儿茶酚胺主要是通过细胞摄取和代谢,其 $t_{1/2}$ 为 1~2 分钟,通过甲基转移酶和单胺氧化酶 2 种途径降解。前列腺素类可被组织中广泛分布的酶类在数秒钟内迅速代谢,主要是通过前列腺素的 15-羟基氧化而失活,其他的反应还包括一系列氧化和还原反应。

四、激素的作用机制

随着分子生物学的发展,对于激素作用机制的研究获得了突破性的进展。含氮激素和类固醇激素这 2 类激素的作用机制完全不同。

(一)含氮激素作用原理——第二信使学说

大部分含氮激素(甲状腺激素除外)为大分子物质,难以穿透细胞膜进入细胞内,只与细胞膜上的特异性受体结合,通过细胞膜内的 G 蛋白介导,影响膜内酶系,如腺苷酸环化酶(adenylate cyclase,AC)等活性,从而增加或减少细胞内某些信息传递物质,如 cAMP、三磷酸肌醇(inositol-1,4,5-triphosphate,IP_3)、Ca^{2+} 等的产生,这些物质再进一步激活细胞内的蛋白激酶系统,影响蛋白质磷酸化过程,使细胞产生特有的生理反应。在这个过程中,激素是第一信使,把细胞外信息传递给细胞膜上的受体,而细胞内的信息传递物质则称为第二信使。

(二)类固醇激素作用原理——基因组效应

类固醇激素作用原理与含氮激素不同。类固醇激素相对分子质量小,呈脂溶性,可以自由透过细胞膜的脂质双分子层而进入靶细胞,与胞质内受体结合后,进入核内,再与核内受体结合,使 DNA 转变为 mRNA,后者透出核膜,改变胞质内酶活性,实现激素效应。

近年来的研究发现,类固醇激素受体与激素结合之前与核内的一种分子量为 90×10^3 的热休克蛋白(heat shock protein 90,HSP90)结合在一起。HSP90 一方面有助于受体与激素的结合,另一方面遮蔽受体与 DNA 的结合部位,使之与 DNA 只能疏松结合。受体与激素结合后,即释出 HSP90,显露出 DNA 结合部位,与 DNA 紧密结合并调节其表达。

上述 2 类激素作用原理并不是绝对的,含氮激素可作用于转录与翻译阶段而影响蛋白质的合成;反过来,含氮激素中甲状腺激素却是通过影响转录与翻译而影响蛋白质合成。胰岛素属于含氮激素,但它并不是通过 cAMP 发挥作用的。类固醇激素也可以作用于细胞膜,引起基因表达学说难以解释的现象,如糖皮质激素既能通过基因表达,又能通过第二信使途径发挥作用。

第四节 激素与内分泌疾病

内分泌疾病相当常见,可由多种原因引起。内分泌腺或靶组织对激素的敏感性过高或过低都可导致疾病,非内分泌组织恶性肿瘤异常地产生过多激素也可以导致疾病。此外,不合理的医疗用药或激素可以导致医源性内分泌疾病。根据激素的数量(浓度,通常指血浓度),活性(分子基本结构和空间构象),代谢(转运、转换和灭活等)的情况,可将内分泌疾病分为以下几类:①激素生成减少(功能减退)。②激素生成过多(功能亢进)。③激素生成异常(激素分子结构异常,常导致功能减退)。④激素受体异常(受体病)。⑤多激素异常(功能减退、功能亢进或功能减退-亢进综合征)。⑥激素分泌性肿瘤与激素依赖性肿瘤(功能亢进为主,可伴其他激素功能减退症)。⑦激素代偿性分泌导致的疾病。⑧激素正常的内分泌疾病。

临床上,上述异常往往重叠出现,而在疾病的不同阶段也可分别表现为激素的过多、过少或异常。

一、激素生成减少

激素生成减少的病因很多,主要有以下几种。

(一)胚胎发育异常、无胚胎发育与基因突变

由于胚胎发育障碍,导致先天性激素分泌细胞缺乏甚至整个内分泌腺体的缺失。临床上的主要表现是激素分泌不足,相应的内分泌功能减退。如下丘脑-垂体发育障碍导致垂体功能低下,甲状腺不发育或发育异常;胰腺的先天性不发育或异位;先天性肾上腺发育不良和促性腺激素缺乏性性腺功能减退症;性腺与性腺附件发育不良与功能障碍等。

(二)激素合成酶缺陷

在激素合成、分泌过程中，需要一系列酶的参与，相关酶缺乏可导致激素原不能裂解生成有活性的激素。肾上腺类固醇激素的合成酶缺乏导致皮质醇或醛固酮的合成减少，活性激素的前身物堆积或性激素合成过多，引起一系列临床表现。

(三)内分泌腺的激素合成细胞被毁或缺乏

手术切除、炎症、肿瘤侵犯、缺血性坏死或其他理化性损伤等均可导致激素合成细胞的减少、凋亡加速。

(四)继发于腺体外因素所致的激素缺乏

前激素向激素转变障碍，加快激素降解，出现拮抗性物质，如相应抗体等。

(五)激素的反应低下

一部分内分泌腺体功能减退者，血激素水平正常，甚至偏高。这可能是由于出现抗受体抗体，封闭了受体，减少激素与受体结合的机会；也可能是因受体结构异常或数量减少所致。如假性甲状旁腺功能减退症，血浆甲状旁腺激素显著增高，但临床甲状旁腺功能明显低下，在肾病时可能对后叶升压素不敏感、肝病时对胰高血糖素不敏感等。

二、激素生成过多

激素生成增多，血中浓度高于正常可以是病理性代偿反应，也可以是暂时性生理现象，原因可以在分泌该激素的细胞、细胞团或腺体本身，也可以来自某激素的靶细胞异常、促激素异常甚至由该激素分泌相关的其他因素引起。多数情况下并无某激素分泌细胞的形态与数目改变，但长期的激素生成过多常是激素分泌细胞的肿瘤或增生所致。肿瘤可来源于内分泌腺的激素分泌细胞或非激素分泌性组织。促激素的过度刺激使靶细胞过度增生，甚至形成高功能性结节或激素依赖性腺瘤或腺癌。激素生成过多亦可能是中枢神经功能紊乱（如 Cushing 综合征）或自身免疫反应（如 Graves 病）等原因所致。

(一)内分泌腺体功能过高

可能是由于各种原因所致的腺体增生或功能性腺瘤。这种功能性腺瘤分化较好；腺体增生多因上一级腺体功能亢进所致，即所谓继发性内分泌激素过多症。

(二)异位性产生激素的肿瘤

由于肿瘤细胞能自主性分泌激素或有激素活性的类似化合物,引起相应的临床表现。可以由单基因(ACTH、生长激素、催乳素、甲状旁腺激素、降钙素、胃泌素、红细胞生成素等)和双基因(如绒毛膜促性腺激素、促黄体素、促卵胞素等)异常所致。虽然多种外胚叶肿瘤细胞可以产生此类异常的生物活性物质,但主要为有摄取胺前体和脱羧作用的 APUD 细胞。多见于肺燕麦细胞癌、类癌、胸腺瘤等。

(三)医药干预

医药干预可导致许多内分泌疾病。在用激素或其衍生物以超过生理剂量治疗疾病时可以导致医源性激素过多综合征,如长期应用糖皮质激素可诱发糖尿病、骨质疏松症,服用过量维生素 D 制剂常导致肾结石病和肾衰,含巯基化合物可诱发自身免疫性低血糖症,用碳酸锂治疗精神分裂症可伴有锂相关性甲减等。

(四)靶组织敏感性高

此种情况较少见。如甲状腺功能亢进症使一些组织的儿茶酚胺受体的敏感性增高,而合并心房纤颤者经常是心脏已有异常改变者。

(五)自身免疫性疾病

一些自身免疫性抗体与受体结合,有类似激素的作用,最常见的如 Graves 病中刺激性抗体可引起甲状腺功能亢进症,较少见的有胰岛素受体抗体可以出现类似胰岛素过多的临床表现。

(六)继发于全身性疾病的激素高分泌状态

继发于全身性疾病的激素高分泌状态系正常的内分泌腺体受过量的生理性或病理性刺激所致。如伴腹水的肝硬化,充血性心力衰竭及肾病综合征时的醛固酮增多,尿毒症时的甲状旁腺激素增多等。

三、激素生成异常

激素基因突变可导致激素分子的结构异常(如变异胰岛素血症)。激素或激素受体的自身抗体既可阻滞激素的作用,也可模拟激素的生物作用而引起功能亢进症。恶性肿瘤细胞合成的激素往往有结构异常,常伴血浆的相应前激素原或激素原升高。

(一)结构异常的激素

当有基因突变时可形成结构异常的激素。如胰岛素 B 链 C_{25} 苯丙氨酸被亮氨酸代替,结构异常的胰岛素与靶组织结合力减弱,患者有轻度高血糖,对外源性胰岛素仍有血糖降低的反应。

(二)有激素兴奋作用的免疫球蛋白

甲状腺功能亢进症最常见的病因是血中有甲状腺受体的刺激性抗体。患者血中有低浓度的胰岛素受体抗体时,对胰岛素的分泌有兴奋作用;若胰岛素受体的抗体浓度很高时,可通过对胰岛素受体的降调节作用,使受体对内源性胰岛素的灵敏性下降,血糖升高。

(三)异位激素

有些癌组织可增加其内源性细胞在正常情况下分泌的小量多肽激素及激素前体的产量,产生激素过多的临床症候群。如异位 ACTH 综合征。

(四)仅在病理情况下表达的激素

有些激素结构决定于数个基因,其中一些基因在正常情况下不表达,但在某些病理情况下能表达。

四、受体病

激素受体病又称受体抵抗综合征或激素不敏感综合征。其原因主要是受体的缺陷或激素作用某一步骤功能异常,可分为遗传性抵抗综合征(如睾丸女性化)和获得性抵抗综合征(如肥胖性胰岛素抵抗综合征)。

受体突变并不一定引起临床疾病。只有当受体缺陷妨碍激素正常功能的表达,又不能被代偿纠正时,才可出现受体病。

激素抵抗综合征可分为受体前、受体和受体后 3 种,在临床上往往是多种抵抗同时并存。受体前抵抗常由于激素异常、拮抗性激素过多、激素抗体或激素受体抗体所致;受体异常可为先天性或获得性;受体后抵抗的研究较少,受体后级联反应的任何元件及任何步骤异常都将影响激素生物作用的表达。

受体基因突变也可引起某一内分泌功能亢进。如有些男性性早熟是由于 LH 受体突变引起的自主性雄激素分泌亢进,患者的 LH 分泌降低。但是,同一基因突变又可引起 LH 抵抗综合征,出现类似睾丸女性化的临床表现。

膜受体病是近年来用分子生物学方法鉴定和认识的一类新的内分泌疾病,以受体缺陷和受体后传导物缺陷多见。

(一)膜受体缺陷

膜受体缺陷所致的常见疾病,见表 1-1。

表 1-1　膜受体缺陷性疾病

受体	基因突变后果	疾病
胰岛素	抑制	胰岛素抵抗、Leprechaunism（矮妖精综合征）、脂肪萎缩性糖尿病
GH	抑制	Laron 矮小症
	活化（体细胞）	毒性甲状腺腺瘤
TSH	活化（生殖细胞）	毒性甲状腺增生
	抑制	TSH 抵抗
受体	基因突变后果	疾病
LH/HCG	活化	男性性早熟
	抑制	男性假两性畸形
PH/PTHrP	活化	Jansen 干骺软骨发育异常
	抑制	遗传性尿崩症
ACTH	抑制	遗传性单纯性糖皮质激素缺乏
MSH	活化或抑制	皮肤颜色改变（动物）
Ca^{2+} 受体	抑制	家族性低尿钙性高钙血症、新生儿重症甲旁亢（纯合子）

注：PTHrP 为甲状旁腺激素相关蛋白。

(二)受体后信号传导物缺陷

受体后信号传导物缺陷可引起多种疾病，目前研究得较多的是 G 蛋白的缺陷。G 蛋白功能障碍可表现为 G 蛋白功能的丧失、减退或增强。霍乱弧菌毒素抑制 GTP 酶活性，导致 G 蛋白 α 亚基活化，白喉杆菌毒素使 G 蛋白从受体上解耦联，G 蛋白功能丧失。G 蛋白病的临床表现由突变的亚基部位累及的细胞种类（体细胞或生殖细胞）和突变发生的时期决定。

(三)受体调节和受体失敏

胰岛素受体以降调节的负反馈方式调节胰岛素浓度的升高。此外，肥胖者的单核细胞和脂肪细胞膜胰岛素受体数减少，但用药物抑制胰岛素分泌后，这些细胞膜上的受体数目又可恢复正常。同时，肥胖者的胰岛素受体后也有抵抗，表现为胰岛素的生物作用减弱。受体与激素结合后，通过各种反应途径可使其他受体的结合敏感性（亲和力和结合力）下降，这种调节现象称为受体失敏。由于激素抵抗或受体后信号传递功能异常，使"受体失敏"作用持续存在或受体不能致敏，均可导致疾病。

(四)激素专一性丢失

1.激素受体的特异性改变

激素受体对激素来说是特异的,专一性受体只结合专一性激素是激素特异性的基础。但在整体的复杂环境下,激素受体的专一性具有多变和可调的特点。大多数受体被激素激活后,通过信息传导途径将激素的信息下传。通常各传导途径的生物作用是不同的,可分别调节细胞的分化、增殖、细胞的可塑性及靶激素的分泌等。但在具体的组织中,不同的细胞类型存在同一激素的受体,这些细胞的信息传导途径可以相同也可以不同,细胞对同一激素刺激的特异性来源于不同的受体类型和反应类型。由于多种激素共用一条信息传递途径及细胞各种激素信息传导的途径不一,细胞与细胞、受体与受体、传导途径与传导途径之间的交互影响使激素的调节作用变得十分精细而复杂。

2.串语

某一细胞或某一细胞团的活动并不能决定该组织的生物反应性,细胞与细胞之间还存在复杂的信息"串语",即细胞间的偶联或相互作用,这一过程主要是靠局部的细胞因子完成的。

3.激素-受体的交叉结合

细胞因子的主要作用是调节细胞的分化和增殖。细胞因子有 2 类受体,Ⅰ类受体的特点是胞外的结合区的同源序列多,这类细胞因子包括白细胞介素、血细胞生成因子、各种生长因子、瘦素、神经营养因子、肿瘤抑制因子 M、白血病抑制因子、心肌生长因子等。干扰素受体的结构较特殊,因而单独称为细胞因子的Ⅱ类受体。由于同类激素、不同激素和细胞因子的综合而复杂的网络性调节作用,在某些情况下,激素-受体结合的专一性和激素生物作用的特异性可部分或完全丧失,称为专一性丢失综合征(specificity spillover syndrome,SSS)。SSS发生的机制未完全阐明,由于一些激素家族的结构类似,激素可与相关的受体进行低亲和性高受体结合力结合,出现激素-受体结构的交叉结合现象。激素-受体专一性丧失综合征的常见原因和临床综合征,见表 1-2。

表 1-2　与肽类激素有关的激素-受体专一性丧失综合征

激素	交叉结合的受体	临床综合征
GH	PRL	肢端肥大症伴溢乳
胰岛素	IGF-1(卵巢)	雄激素增多症伴胰岛素抵抗
	IGF-1	糖尿病母亲分娩的巨婴

续表

激素	交叉结合的受体	临床综合征
IGF-2	胰岛素和/或 IGF-1	肿瘤性低血糖症
ACTH	MSH	原发性肾上腺皮质功能减退伴皮肤色素沉着
HCG	TSH	甲亢(TSH 依赖性)伴滋养层细胞肿瘤、HCG 相关性甲亢

(五)受体抗体

许多内分泌疾病的病因与自身免疫反应有关,受体抗体可见于 1 型糖尿病、特发性肾上腺皮质功能减退症、慢性淋巴细胞性甲状腺炎、Graves 病、特发性甲减等,抗受体抗体和其他自身抗体是相关疾病的诊断标志物。受体抗体对激素来说可为兴奋性抗体(如甲状腺刺激抗体),抑制性抗体(如 T_3 受体抗体),兴奋性与抑制性抗体同时并存(如 TSH 受体抗体、糖转运体抗体)。

抗受体抗体或受体配体可用来诊断和治疗内分泌疾病、内分泌肿瘤以及激素依赖性肿瘤。

五、多种激素异常

同时有数种激素的合成、分泌或代谢异常的情况并不少见。如垂体功能不全时可同时出现 LH、FSH、TSH、GH 等的缺乏,多发性内分泌肿瘤综合征则可表现为数种内分泌激素的分泌增多,而多发性自身免疫性内分泌综合征则可表现为多腺体功能减退或功能减退伴功能亢进综合征。

(一)激素的转运或代谢异常

一般情况下,激素的转运或代谢异常不致产生内分泌疾病,因通过负反馈调节,改变激素分泌率,仍可使体液中游离激素水平保持正常。但在某些情况下,尤其是有代谢缺陷时,就可发生内分泌功能紊乱。如给肝硬化患者生理剂量的皮质醇替代治疗,因血浆蛋白产量减低,结合的皮质醇量减少,皮质醇在肝内的降解也减慢,致使游离皮质醇水平增加,患者可产生明显的库欣综合征表现。一般在有激素转运缺陷时,因还有其他转运途径,内分泌功能紊乱常不明显。

(二)多重内分泌系统功能亢进

其常见的是遗传性的家族多发性内分泌肿瘤病,特点是有 2 个或多个内分泌腺体发生肿瘤或增生。本病的发病机制尚未阐明,有人认为和 APUD(胺前体摄取和脱羧)细胞系统有关。

(三)多重内分泌系统功能减退

其常见的是多发性内分泌腺免疫综合征。

(1) Ⅰ型念珠菌病内分泌综合征:患者有对白色念珠菌的细胞缺陷,以及对多种内分泌腺的特异性抗体。临床上以甲状旁腺功能减退最常见,也常有肾上腺皮质功能减退。此病可能是以常染色体隐性遗传方式传递。

(2) Ⅱ型 Schimdt 综合征:患者多为女性,为散发性发病,有多发性内分泌腺功能减退,血中有多种内分泌腺或其他器官的自身抗体。

(3)还有营养不良综合征、Wolfram 综合征(糖尿病、尿崩症、视神经萎缩及神经性耳聋)、POEMS综合征(多发性神经病变、内脏增大、内分泌病变、单克隆蛋白质、皮肤改变)等。

六、激素分泌性肿瘤与激素依赖性肿瘤

尽管对肿瘤病因和发病机制进行了许多研究,但迄今为止,对像其他肿瘤一样的内分泌腺肿瘤的病因和发病机制方面虽然取得明显的进展,但是仍然没有完全清楚。所有内分泌腺体均可发生肿瘤,但各腺体发生率有所不同。由于各内分泌腺体的细胞组成不同,有的只有 1 种细胞,有的有多种细胞,因此,每种腺体可发生 1 种或 1 种以上的肿瘤。

(一)异源性激素分泌综合征

激素过量产生及这种过量产生的激素能使正常反馈消失,这种状态最常发生于增生和自身免疫性疾病。内分泌腺的肿瘤特征性地由起源细胞产生过量的激素,其功能不再受正常的反馈调节。某些肿瘤如产生 ACTH 的垂体瘤虽仍可受反馈调节,但需高浓度皮质醇抑制 ACTH。

异源性激素分泌综合征正常时不能产生激素的组织或细胞,发生肿瘤时可产生激素或激素样物质,而发生特定的内分泌综合征。由癌瘤产生的激素或激素样物质种类繁多,多为肽类或蛋白质激素。癌瘤产生异源激素的机制可能是由于这些肿瘤起源于 APUD 细胞,肿瘤细胞的异常蛋白的合成与代谢,以及肿瘤细胞恢复原始自内分泌功能。恶性肿瘤发病率随年龄增加而上升,故异源性激素分泌综合征常见于老年患者,并常常出现在恶性肿瘤早期。

常见的异源性激素分泌性肿瘤与内分泌激素的对应关系,见表1-3。

表 1-3　异源性激素的来源及相应临床表现

激素种类	异源性激素来源的常见肿瘤	主要症状
ACTH、MSH、LPH、GLIP、β-内啡肽	小细胞未分化(燕麦细胞)肺癌、胸腺癌、胰岛细胞癌、甲状腺髓样癌、类癌	Cushing 综合征、皮肤色素沉着、水肿等
AVP(ADH)	肺癌(燕麦细胞癌)、胰腺癌、淋巴肉瘤、胸腺癌	全身乏力、低钠血症,严重者水中毒
GHRH	肺癌、类癌	肢端肥大症(成人)、巨人症(儿童)
降钙素	肺癌、类癌、乳腺癌	
HCG	肺癌、肝癌、肾癌、肾上腺皮质癌等	成年男性乳腺发育,男童性早熟
HPL	肺癌、肝癌	女性化乳腺
各种升高血钙因子 PTHrP		
TNF-α	肺癌、肾癌、乳腺癌、淋巴瘤、结节病	高钙血症的各种表现,如恶心、食欲缺乏、溃疡、腹胀、便秘、多饮、多尿、嗜睡等,骨关节病、肢端肥大症
1,25-(OH)$_2$D$_3$	肾癌、类癌肾癌、肝癌、肺扁平上皮癌、卵巢癌(少见)、胰岛细胞癌、肺癌、胃癌肺癌、类癌	Cushing 综合征,水肿,皮肤色素沉着
PGs		
PTH		
GH		
CRH		
促红细胞生成素	肝癌、肾上腺皮质癌、子宫肌瘤、小脑血管母细胞瘤	红细胞增多,颜面潮红,头晕
心钠素	肺癌	
消化道其他激素 GRP	肺癌	
GIP	不明	
SS	肺癌、甲状腺髓样癌	水泻,低血钾,低胃酸综合征
胰多肽	类癌	
VIP	肺癌	
P 物质	不明	
胃动素	不明	
IGF-2	肝癌、间皮瘤、肾上腺癌、消化道肿瘤	急性、快速低血糖症,神经精神症状
PRL	肺癌、肾癌	
TSH	消化道或附属腺体肿瘤,如胃、结肠、胰腺肿瘤;支气管癌、生殖系肿瘤	甲亢(症状不典型)
LH、FSH	肺癌、肝癌、肝母细胞癌、恶性黑色素瘤等	男性:乳腺发育(成人),性早熟(儿童);女性:月经失调、闭经

注:LPH 为促脂激素,CLIP 为促肾上腺皮质素样中叶肽,AVP(ADH)为抗利尿激素,TNF-α 为肿瘤坏死因子-α,HPL 为人胎盘生乳素,GRP 为胃泌素释放肽,GIP 为抑胃肽。

（二）多发性内分泌肿瘤综合征

多发性内分泌肿瘤（multiple endocrine neoplasia，MEN）综合征是指在一个人身上先后发生3种内分泌腺和/或神经内分泌细胞肿瘤或增生。此病是遗传性疾病，可分为MEN1型和MEN2型。肿瘤主要有甲状旁腺肿瘤、垂体肿瘤和肠-胰腺肿瘤，血中激素以甲状旁腺、腺垂体细胞和胰腺内分泌细胞分泌的相应激素增多为特点。

（三）激素依赖性肿瘤

早在19世纪，人们就认识到内分泌药物可以成功地治疗一些肿瘤，因此将发生和生长受激素影响的一些肿瘤称为激素依赖性肿瘤。

很多内分泌肿瘤有分泌激素的功能，这些内分泌肿瘤的激素分泌常常不受反馈性抑制，是自主性的分泌或在更高的水平部分受反馈性抑制。分泌激素的内分泌肿瘤体积虽小，但分泌过多的激素会引起异常体征和代谢紊乱，易引起人们的注意而早期发现肿瘤，早期治疗。激素分泌也影响肿瘤的发生和生长。与组织生长有关的激素有生长激素、甲状腺激素、胰岛素、糖皮质激素和性激素。激素依赖性肿瘤包括乳腺癌、子宫内膜癌、前列腺癌、白血病和淋巴瘤、卵巢癌、甲状腺癌等。

七、激素代偿性分泌所致的疾病

激素代偿性分泌增多可引起许多内分泌疾病，如妊娠、哺乳时或青春发育期碘需要量增多，TH消耗增加。通过TSH分泌增多代偿，可引起甲状腺肿大，但甲状腺功能正常。又如，慢性肾衰竭者继发PTH分泌亢进，早期可无明显内分泌功能异常的临床表现，血PTH升高，但血钙、磷多正常，晚期则有骨骼的广泛性损害。

八、激素正常的内分泌疾病

有些内分泌疾病并非激素异常所致，临床上也缺乏激素合成、分泌或作用的异常表现，如亚急性甲状腺炎、无功能性甲状腺结节（或肿瘤）、空鞍综合征、肾上腺"意外瘤"、原发性骨质疏松症（大部分病例）、类癌瘤等。

除了上述提到的8类内分泌疾病外，临床上还常常遇到"医源性内分泌疾病"，即由于医药干预导致的内分泌疾病。如手术切除甲状腺过多可引起甲减，切除甲状旁腺可引起甲旁减，头颈部放疗可引起垂体功能减退，长期应用糖皮质激素可诱发糖尿病、骨质疏松症，服用过量维生素D制剂常导致肾结石病和肾衰,含巯基化合物可诱发自身免疫性低血糖症等。同时还有"非内分泌腺或非内分泌细胞病变引起的内分泌代谢疾病",主要见于体细胞或生殖细胞内与物质或能量代谢有关的酶类或细胞器的遗传性代谢性疾病。如线粒体 DNA 重排所致的尿崩症-糖尿病-视神经萎缩-耳聋综合征,即 Wolfram 综合征;线粒体 tRNA 点突变所致的乳酸性酸中毒,即 MELAS 综合征等;肾小管上皮细胞电解质转运障碍性疾病等。该类疾病一部分属于受体病(受体后缺陷)范围,另一部分则统称为代谢性疾病。

总之,内分泌系统疾病较多,激素的作用与各类疾病关系密切。从激素的角度看,内分泌疾病的治疗原则有 3 条,即补充激素治疗,减少激素分泌,病因治疗,临床实践中应根据具体情况采取恰当的治疗措施。

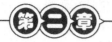

内分泌疾病常用药物

第一节 肾上腺皮质激素类药物

　　肾上腺皮质激素是肾上腺皮质分泌的激素的总称,其基本结构为甾核,属于甾体类化合物。肾上腺皮质由外向内依次分为球状带、束状带及网状带3层。球状带约占皮质的15%,主要合成醛固酮和去氧皮质酮等盐皮质激素;束状带约占皮质的78%,主要合成氢化可的松、可的松等糖皮质激素;网状带约占皮质的7%,主要合成性激素。肾上腺皮质激素的分泌和产生受促肾上腺皮质激素(adrenocorticotropic hormones,ACTH)的调节。ACTH的分泌受昼夜节律影响,与肾上腺皮质细胞表面的特异性受体结合,激活G蛋白偶联反应,使细胞内cAMP浓度增加,进而激活肾上腺皮质类固醇合成的限速步骤,合成和释放肾上腺皮质激素。临床常用的皮质激素主要是糖皮质激素(图2-1)。

　　20世纪20年代,人们认识到肾上腺皮质对于维持人体机能的重要性。首先从肾上腺皮质提取物中制备了可的松并开始用于临床研究,发现可的松本身并无生物活性,其代谢产物氢化可的松具有治疗作用。同时将ACTH作为药物开始应用于临床。近年来对肾上腺皮质激素类药物的快速作用及膜受体的新认识,使激素的作用机制得到了新的说明,为临床应用提供了丰富的理论依据。大剂量激素用于治疗对激素敏感的某些严重疾病,可能与非基因效应有关。随着对激素作用机制的深入研究,该类药物的临床合理应用必将得到提高。

一、化学结构与构效关系

　　肾上腺皮质激素的基本结构为甾核,其共同的结构特点为甾核A环的$C_{4,5}$之间为一双键,C_3上有酮基,C_{20}上有一个羰基,这些结构特点对于保持其生理功能是必需的。糖皮质激素的结构特征是在甾核 D 环的 C_{17} 上有 α 羟基，而在 C 环的 C_{11} 有氧(如可的松)，C 环的 C_{11} 有羟基(如氢化可的松)，该类皮质激素能较强地影响糖代谢及抗炎等作用，而对水、盐代谢的作用相对较弱。盐皮质激素的结构特征是在甾核 D 环的 C_{17} 无 α-羟基及 C 环的 C_{11} 无氧(如去氧皮质酮)，或虽有氧但与 18 位碳结合(如醛固酮)，该类皮质激素能较强地影响水、盐代谢作用，而对糖代谢的作用相对较弱。通过对肾上腺皮质激素结构进行改造，合成了一系列临床疗效高、不良反应小的皮质激素类药物，主要有以下几种。

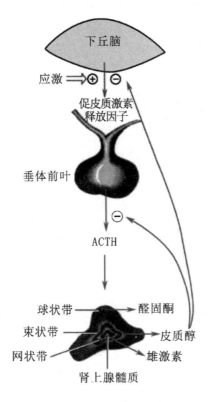

图 2-1 肾上腺皮质激素的分泌调节

注:"＋"表示促进;"－"表示反馈性抑制

(一)引入双键

如将 1 位和 2 位碳之间改成不饱和的双键，会使其加氢还原灭活反应减弱，而使其抗炎和对糖代谢的作用增加，同时减小对电解质代谢的影响，如可的松成为泼尼松，而氢化可的松则成为泼尼松龙。

(二)引入氟

通过结构上氟的引入,可以显著增加抗炎与水钠潴留作用。如当氢化可的松 9α 位上引入氟,则变为氟氢可的松;当在 6α 和 9α 位上均引入氟,则变为氟氢松。

(三)引入甲基

当泼尼松龙在 6α 位引入一甲基,则变成甲泼尼龙,抗炎作用明显增强。当氟氢可的松的 16α 位引入甲基,则变成地塞米松;当氟氢可的松的 16β 位引入甲基,则成为倍他米松,增强抗炎作用,延长作用时间。

(四)引入羟基

当在 16α 位引入羟基,成为 9α-氟-16α-羟泼尼松即曲安西龙,可增强抗炎作用,但对水钠潴留作用无变化。

二、糖皮质激素

糖皮质激素的作用复杂,而且与剂量相关。糖皮质激素在生理情况下主要影响正常物质代谢;在应激状态下机体可大量分泌,通过允许作用等使机体适应内外环境变化;超生理剂量情况下,则具有抗炎、抗过敏、抗休克和抑制免疫反应等多种药理作用。糖皮质激素临床应用广泛,不适当地使用或长期大剂量应用可导致多种不良反应和并发症,甚至危及生命,值得重视。

(一)体内过程

糖皮质激素注射、口服均可。口服可的松或氢化可的松后 $1\sim2$ 小时血药浓度达高峰,氢化可的松的血浆 $t_{1/2}$ 为 $80\sim144$ 分钟,作用持续 $8\sim12$ 小时。氢化可的松进入血液后约 90% 与血浆蛋白呈可逆性结合,具有活性的游离型约占 10%。其中约 80% 与皮质激素运载蛋白结合,皮质类固醇结合球蛋白(CBG)在肝中合成,受多种因素影响。雌激素促进 CBG 合成,在妊娠时雌激素水平增加,血浆中 CBG 浓度增高 $2\sim3$ 倍,游离型激素减少;肝、肾疾病时,CBG 减少,游离型激素增多。

糖皮质激素在肝脏中代谢转化,首先是第 4 位碳(C_4)和第 5 位碳(C_5)的双键被加氢还原,随之第 3 位碳原子上的酮基由羟基取代,进而羟基与葡萄糖醛酸或硫酸结合,由尿中排出。可的松与泼尼松等第 11 位碳原子(C_{11})上的氧,在肝中转化为羟基,生成氢化可的松和泼尼松龙才有活性。因此,当肝、肾功能不全时,糖皮质激素药物的血浆 $t_{1/2}$ 延长,严重肝功能不全的患者只能用氢化可的松或泼尼松龙;苯巴比妥、苯妥英钠和利福平等肝药酶诱导剂与糖皮质激素合用时,可加快其分解,故须增加糖皮质激素的用量;甲状腺功能亢进时,可使肝灭活皮质激素加速,$t_{1/2}$缩短。

常用糖皮质激素类药物的比较如表 2-1 所示。

表 2-1　常用糖皮质激素类药物的比较

药物	药理作用			等效剂量 /mg	半衰期 /min	作用持续 时间/h
	糖代谢 （比值）	水、盐代谢 （比值）	抗炎作用 （比值）			
短效						
氢化可的松	1.0	1.0	1.0	20.00	90	8～12
可的松	0.8	0.8	0.8	25.00	30	8～12
中效						
泼尼松	4.0	0.8	3.5	5.00	60	12～36
泼尼松龙	4.0	0.8	4.0	5.00	200	12～36
甲泼尼龙	5.0	0.5	5.0	4.00	180	12～36
曲安西龙	5.0	0	5.0	4.00	＞200	12～36
长效						
地塞米松	20～30	0	30	0.75	100～300	36～54
倍他米松	20～30	0	25～35	0.60	100～300	36～54

注:表中水、盐代谢、糖代谢、抗炎作用的比值均以氢化可的松为 1 计,等效剂量以氢化可的松为标准计。

(二)药理作用及机制

糖皮质激素作用的靶细胞广泛分布于肝、脑、骨、肺、胃肠平滑肌、骨骼肌、胸腺、淋巴细胞和成纤维细胞等处,并且作用复杂,受剂量影响。糖皮质激素在生理剂量下主要是对机体的物质代谢产生影响,而在超生理剂量(药理剂量)时还发挥了其他药理作用。

1.对代谢的影响

(1)糖代谢:糖皮质激素是调节机体糖代谢的主要激素,可以增加肝糖原和肌糖原含量,升高血糖。其机制是:①利用肌肉蛋白质代谢中的一些氨基酸及中间代谢产物作为原料合成糖原,促进糖异生;②减少机体组织对葡萄糖的利用;③增加丙酮酸和乳酸等中间代谢产物在肝脏和肾脏合成葡萄糖。

(2)蛋白质代谢:糖皮质激素增加胸腺、肌肉和骨骼等组织蛋白质分解代谢,增加尿中氮的排泄量,使尿氮排出增多,导致机体负氮平衡,大剂量时还可抑制蛋白质合成。因此，大剂量糖皮质激素应用可以引起骨质疏松、皮肤变薄和伤口愈合延缓等。当采用糖皮质激素长期治疗有严重损失蛋白质的肾病患者及多种影响蛋白质代谢的疾病时，应注意应用蛋白质同化类激素以平衡蛋白代谢。

（3）脂肪代谢：短期应用对脂肪代谢无明显影响；长期大剂量应用可升高血浆胆固醇，激活皮下的酯酶，促使皮下脂肪分解，同时脂肪重新分布于面部、胸、背及臀部，形成向心性肥胖，表现为"满月脸""水牛背"，呈现面圆、背厚、躯干部肥胖而四肢消瘦的特殊体形。

（4）水和电解质代谢：糖皮质激素有较弱的潴钠排钾作用，长期使用可出现低钾血症；糖皮质激素具有利尿作用，其机制是增加肾小球滤过率，拮抗抗利尿激素（antidiuretic hormone，ADH）（又称血管升压素，AVP），减少肾小管对水的重吸收；过多时引起低钙血症，其机制可能是减少小肠对钙的吸收、抑制肾小管对钙的重吸收而促进尿钙排泄。

2.抗炎作用

糖皮质激素抗炎作用较强，能抑制物理性、化学性、感染性和免疫性等多种原因引起的炎症反应。在炎症早期，糖皮质激素改善红、肿、热、痛等炎症症状，与其增加血管的紧张性、减轻充血、降低毛细血管的通透性、抑制白细胞浸润及吞噬反应和减少各种炎症因子的释放有关；在炎症后期，糖皮质激素抑制肉芽组织增生、防止粘连和瘢痕形成，可能与其抑制毛细血管和成纤维细胞的增生有关。

糖皮质激素抗炎作用的机制有基因效应和非基因快速效应，其中基因效应为主要机制。糖皮质激素通过细胞膜与胞质内的糖皮质激素受体结合而发挥作用。其中人糖皮质激素受体（GR）有 GRα 和 GRβ 2 种亚型，未活化的 GRα 在胞质内与热休克蛋白 90（HSP 90）等结合形成复合体，该复合体与激素结合后，构型发生变化，HSP 90等成分与 GRα 分离，随之类固醇-受体复合体易位进入细胞核，在细胞核内与特异性 DNA 位点即靶基因的启动子序列的糖皮质激素反应元件或负性糖皮质激素反应元件结合，影响基因转录，引起转录增加或减少，进而抑制肿瘤坏死因子 α（TNF-α）、白细胞介素-1（IL-1）、白细胞介素-2（IL-2）、白细胞介素-6（IL-6）、白细胞介素-8（IL-8）等炎性细胞因子和 E-选择素、细胞间黏附分子-1（ICAM-1）等黏附分子的表达，增加多种抗炎递质和炎症抑制蛋白的表达，同时减少前列腺素 E_2（PGE_2）和白三烯类炎症递质的表达，诱导炎细胞凋亡，发挥抗炎作用。非基因快速效应也参与糖皮质激素抗炎作用，其特点为起效迅速,对转录和蛋白质合成抑制剂不敏感,与细胞膜类固醇受体相关。

3.免疫抑制与抗过敏作用

糖皮质激素能抑制免疫过程的多个环节,可用于治疗自身免疫性疾病,抑制组织器官的排异反应,同时因其可以抑制因变态反应产生的一系列病理变化而用于解除许多过敏性疾病的症状。

(1)抑制免疫系统作用:糖皮质激素对免疫过程的多个环节均有抑制作用。小剂量糖皮质激素主要抑制细胞免疫,而大剂量糖皮质激素主要干扰体液免疫。其机制是通过诱导淋巴细胞 DNA 降解,抑制淋巴细胞中 DNA、RNA 和蛋白质生物合成,诱导淋巴细胞凋亡,抑制核转录因子($NF\text{-}\kappa B$)活性等。糖皮质激素抑制作用与种属有关,小鼠、大鼠、家兔等较敏感,能使其胸腺缩小,脾脏淋巴结减少,血中淋巴细胞溶解;豚鼠、猴和人的敏感性则较差。由于糖皮质激素干扰淋巴组织的分裂和增殖,阻断致敏 T 淋巴细胞的单核细胞和巨噬细胞的聚集等,临床可用于抑制组织器官的移植排斥反应和皮肤迟发型变态反应。

(2)抗过敏作用:糖皮质激素可减少组胺、5-羟色胺、过敏性慢反应物质和缓激肽等过敏递质的产生,抑制变态反应的病理变化,从而减轻过敏症状。

4.抗休克作用

大剂量糖皮质激素具有抗休克作用,其机制可能是:抑制炎性因子和心肌抑制因子的产生;扩张痉挛收缩的血管,增加心脏收缩力;对抗细菌内毒素对机体的刺激,减轻细胞损伤,缓解毒血症症状;降低血管对某些缩血管活性物质的敏感性,恢复微循环血流动力学,改善休克状态。临床上常用于严重休克,特别是感染中毒性休克的治疗。

5.其他作用

(1)允许作用:糖皮质激素对某些组织细胞无直接活性,但可为其他激素发挥作用提供有利条件,称为允许作用。如糖皮质激素可增强儿茶酚胺的血管收缩作用等。

(2)退热作用:糖皮质激素具有迅速而良好的退热作用,其退热机制可能与糖皮质激素抑制体温中枢对致热源的反应、稳定溶酶体膜、减少内源性致热源的释放有关,临床上可用于治疗严重的中毒性感染(如败血症、脑膜炎等)的发热。

(3)应激状态:糖皮质激素可增强应激能力。机体在应激状态下对糖皮质激素的需要量增加,需及时适当地补充糖皮质激素。其机制可能与糖皮质激素维持心血管对儿茶酚胺的反应性以及抗炎、抗过敏和允许作用等有关。

（4）血液系统：糖皮质激素刺激骨髓造血，增加红细胞和血红蛋白含量；大剂量糖皮质激素可增加血小板，提高纤维蛋白原浓度，缩短凝血酶原时间；可刺激骨髓中的中性粒细胞释放，降低其游走、吞噬、消化及糖酵解等功能，减弱对炎症区的浸润与吞噬。

（5）中枢神经系统：糖皮质激素增强中枢兴奋性，大量长期应用可引起欣快、兴奋、失眠等，偶可诱发精神失常；可降低大脑的电兴奋阈值，诱发癫痫发作，故精神病患者和癫痫患者应慎用；大剂量可致儿童惊厥。

（6）骨骼系统：糖皮质激素可抑制成骨细胞的活力，使骨中胶原的合成减少，促进骨胶原和骨基质的分解，导致骨质形成障碍；促进尿钙排泄，使骨盐进一步减少。长期大量应用糖皮质激素可出现骨质疏松，腰背痛，甚至压缩性骨折。

（7）心血管系统：糖皮质激素增加血管壁肾上腺受体的表达，使血管对其他活性物质的反应性增强，因此库欣综合征和应用糖皮质激素治疗者可出现高血压。

（8）消化系统：糖皮质激素增加胃蛋白酶和胃酸的分泌，增加食欲，促进消化，大剂量可诱发或加重胃及十二指肠溃疡。

（9）结缔组织与皮肤：糖皮质激素抑制结缔组织中成纤维细胞的增生和胶原的合成，防止粘连及瘢痕的形成，可用于治疗以增生为主的慢性炎症。

（三）临床应用

1.严重感染或炎症并发症

（1）严重急性感染：主要用于中毒性感染或伴有休克者，应在足量有效抗菌药物治疗感染的同时，应用糖皮质激素辅助治疗。病毒性感染一般不应用激素治疗，以免因应用糖皮质激素后导致机体防御能力降低而使感染扩散、病情加重。但在一些重症的病毒感染，如严重急性呼吸综合征（又称传染性非典型肺炎，是一种由冠状病毒引起的严重的肺部感染，部分重症患者出现肺间质单个核细胞浸润、肺泡腔内细胞性纤维黏液样渗出物及肺水肿等），应用糖皮质激素可抑制全身炎症反应、减轻肺渗出和损伤过程。用于重症急性呼吸综合征（SARS）治疗，但可能出现严重不良反应，少部分患者后期可出现股骨头坏死。因此，目前对治疗 SARS 时如何应用糖皮质激素（指征、时机、疗程以及撤药等）尚存在一些争议。此外，对结核病的急性期，尤其是以渗出为主的结核病（如结核性脑膜炎、胸膜炎及腹膜炎等），抗结核药与短期糖皮质激素联合应用，可快速退热、减轻炎症渗出、减少纤维增生及粘连，通常为常规剂量的 1/2～2/3。

（2）防治炎症并发症：糖皮质激素类药物减少炎性渗出，防止组织过度破坏，抑制组织粘连及瘢痕的形成,可用于防治炎症并发症发生。如风湿性心瓣膜炎、脑炎、心包炎、损伤性关节炎及睾丸炎等可产生粘连和瘢痕,引起严重功能障碍,可应用糖皮质激素类药物改善预后;虹膜炎、角膜炎、视网膜炎和视神经炎等非特异性眼炎,糖皮质激素类药物可迅速消炎止痛,防止角膜混浊和瘢痕粘连的发生,但角膜溃疡患者禁用。

2.免疫相关性疾病

(1)自身免疫性疾病:应用糖皮质激素可缓解如严重风湿热、风湿性及类风湿性关节炎、全身性红斑狼疮、自身免疫性贫血和肾病综合征等自身免疫性疾病症状。目前认为,原发性或某些继发性肾小球疾病多属于免疫学范畴,在治疗上仍以糖皮质激素为主,如常选用大剂量甲泼尼龙冲击疗法治疗原发性急进性肾小球肾炎。

(2)过敏性疾病:糖皮质激素可用于荨麻疹、血管神经性水肿、支气管哮喘和过敏性休克等疾病,吸入型糖皮质激素可用于应用肾上腺素受体激动药和抗组胺药物效果不佳的哮喘。

(3)器官移植排斥反应:糖皮质激素可预防异体器官移植手术后产生的免疫性排斥反应,通常采用氢化可的松静脉给药,3 天序贯用量为 3 g、2 g 和 1 g,必要时加用环孢素 A。若已发生器官移植排斥反应,可应用大剂量氢化可的松静脉滴注,待排斥反应控制后再逐步减少剂量,至口服最小维持量。

3.抗休克治疗

对于感染中毒性休克,在有效的抗菌药物治疗情况下,及早、短时间应用大剂量糖皮质激素,待微循环改善、休克状态解除时停用。对于过敏性休克,可与首选药肾上腺素合用,病情较重或进展较快者,可静脉滴注氢化可的松 200～400 mg,根据情况调整剂量,待好转后逐渐减量。对于低血容量性休克,若常规补液、纠正离子紊乱或输血后效果不佳者,可联合应用大剂量糖皮质激素。

4.血液系统疾病

常与抗肿瘤药物联合治疗儿童急性淋巴细胞性白血病,其中泼尼松用量为(40～60)mg/d,晨服 1 次,连续 4 周。但对急性非淋巴细胞性白血病的疗效差。糖皮质激素还可用于再生障碍性贫血、粒细胞减少症、血小板减少症和过敏性紫癜等的治疗。

5.局部应用

氢化可的松、泼尼松龙或肤氢松等软膏、霜剂或洗剂可用于湿疹、肛门瘙痒、接触性皮炎和牛皮癣等局部用药;醋酸氢化可的松或醋酸泼尼松龙混悬液加入

1%普鲁卡因注射液,经肌肉、韧带压痛点或关节腔内注射,用于肌肉、韧带或关节劳损的治疗;变态反应性鼻炎可鼻腔局部用药。

6.恶性肿瘤

糖皮质激素可以改善晚期癌症的症状,改善胸膜和肺转移引起的呼吸困难、肝转移引起的疼痛、脑转移引起的颅内压迫症状、骨转移引起的严重疼痛等。

7.替代疗法

用于原发性肾上腺皮质功能减退症或继发性肾上腺皮质功能减退症(脑垂体前叶功能减退及肾上腺次全切除后)。维持量为可的松 12.5～25 mg/d 或氢化可的松 10～20 mg/d,通常早晨为全天剂量的 2/3、下午为 1/3。

(四)不良反应及注意事项

1.长期大剂量应用引起的不良反应

(1)医源性肾上腺皮质功能亢进:是由于过量糖皮质激素应用引起水盐代谢、糖代谢、脂代谢等紊乱。临床表现为满月脸、水牛背、向心性肥胖,皮肤变薄、紫纹、多毛、痤疮,低血钾、高血压、高血糖等,停药后症状可减轻或消失,必要时可对症处理。高血压、心功能不全、肾功能不全及糖尿病患者禁用或慎用。

(2)诱发或加重感染:长期应用糖皮质激素可诱发感染或使体内潜在病灶扩散,特别是在白血病、再生障碍性贫血、肾病综合征等抵抗力降低的患者中更易发生。

(3)消化系统并发症:糖皮质激素可诱发或加重胃、十二指肠溃疡,甚至造成消化道出血或穿孔,其机制可能与刺激胃酸、胃蛋白酶的分泌、抑制胃黏液分泌有关。少数患者可诱发胰腺炎。

(4)心血管系统并发症:长期应用糖皮质激素引起钠、水潴留和血脂异常,导致高血压病和动脉粥样硬化等。

(5)骨质疏松、肌肉萎缩、伤口愈合迟缓等并发症:其机制与糖皮质激素促进蛋白质分解,抑制其合成及增加钙、磷排泄有关。骨质疏松多见于儿童、绝经妇女和老年人。儿童用药期间需关注生长发育状况。

(6)无菌性股骨头坏死:长期使用激素引起高脂血症,中性脂肪的栓子易黏附于血管壁上,阻塞软骨下的骨终末动脉,使血管栓塞造成股骨头无菌性缺血坏死。

(7)糖尿病:糖皮质激素促进糖异生,降低组织对葡萄糖的利用,抑制肾小管对葡萄糖的重吸收作用,因而长期应用超生理剂量糖皮质激素,可引起糖代谢紊乱。约半数患者出现糖耐量受损或糖尿病,故用药期间需监测患者血糖水平。

(8)青光眼:有报道称,长期持续应用糖皮质激素的患者约 40% 发生糖皮质激素性青光眼。

2.停药反应

(1)医源性肾上腺皮质功能不全:长期大剂量应用糖皮质激素,可反馈性抑制垂体-肾上腺皮质轴功能,当糖皮质激素减量速度过快或突然停药,可出现恶心、呕吐、乏力、低血压和休克等症状,即引起肾上腺皮质功能不全或危象,需及时抢救。肾上腺皮质功能的恢复时间与用药剂量、用药时间和个体差异等有关,通常垂体分泌 ACTH 的功能恢复需 3～5 个月,肾上腺皮质功能的恢复需 6～9 个月,甚至 1～2 年。防治方法:逐渐缓慢减量停药;停用激素前需连续应用 ACTH 5～7 天;停药 1 年内遇应激情况(如感染或手术等),及时给予足量的糖皮质激素。

(2)反跳现象:若患者对糖皮质激素产生依赖性或病情尚未完全控制,突然停药或减量过快时可导致疾病复发或恶化,通常需加大剂量,待缓解后再缓慢减量、停药。

(五)禁忌证

糖皮质激素的禁忌证有:严重的精神病(既往或现在)和癫痫、活动性消化性溃疡病、新近胃肠吻合术、骨折、创伤修复期、角膜溃疡、肾上腺皮质功能亢进症、严重高血压病、糖尿病、孕妇以及抗菌药物不能控制的感染等。当适应证与禁忌证并存的时候,应权衡利弊,决定是否应用。

(六)注意事项

(1)对于易发骨质疏松人群,适当补充蛋白质、维生素 D 和钙盐。

(2)糖皮质激素与水杨酸盐类药物合用时,可被加快消除而降低疗效,同时增加消化性溃疡的危险性。

(3)与强心苷和利尿剂合用,应注意补钾。

(4)苯巴比妥和苯妥英钠等肝药酶诱导剂加速糖皮质激素代谢,两者合用需要调整剂量。

(5)影响糖代谢,降低降糖药物的效果,合用时当注意调整剂量。

(6)降低抗凝药物的效果,合用时当注意调整剂量。

(七)合理应用原则

(1)注意掌握适应证、禁忌证,根据具体情况,权衡利弊,决定是否用药。

(2)根据疾病的性质、病情严重程度选择合适的药物、合适的剂量、疗程及用法,严密观察疗效和不良反应及并发症,及时调整剂量。

(3)逐渐减药、停药,防止疾病复发或肾上腺皮质功能不全。

(4)对于长期使用糖皮质激素者,及时给予促皮质激素,防止肾上腺皮质功能减退的发生,适当补钙、补钾等。

(八)用法与疗程

1.大剂量冲击疗法

适用于急性、重度、危及生命的疾病的抢救,常用氢化可的松静脉给药,首剂 200～300 mg,一天量可超过 1 g,以后逐渐减量,疗程 3～5 天。大剂量应用时宜并用氢氧化铝凝胶等防治急性消化道出血。

2.一般剂量长期疗法

多用于结缔组织病和肾病综合征等。糖皮质激素的分泌具有昼夜节律性,每天上午 8～10 时为分泌高峰,随后逐渐下降,午夜 12 时为分泌低潮,这是由于 ACTH 昼夜节律性引起的。临床用药依据这种节律进行,以减少糖皮质激素对肾上腺皮质功能的影响。目前维持量用法有 2 种。

(1)每晨给药法:每晨 7～8 时给药 1 次。用作用时间较短的可的松、氢化可的松等。

(2)隔晨给药法:每隔一天,早晨 7～8 时给药 1 次。此法应当用中效的泼尼松、泼尼松龙,而不用长效的糖皮质激素,以免引起对下丘脑-垂体-肾上腺轴的抑制。

若出现以下情况之一者应停药:①维持量已减至正常基础需要量,如泼尼松每天 5.0～7.5 mg,经过长期观察,病情稳定、不活动者;②治疗效果差而需要更改治疗方案者;③出现严重不良反应或并发症,不能继续用药者。

3.小剂量替代疗法

适用于治疗原发性肾上腺皮质功能不全症(包括肾上腺危象、艾迪生病)、继发性肾上腺皮质功能不全症(垂体功能减退)及肾上腺次全切除术后。一般维持剂量,可的松每天 12.5～25 mg,或氢化可的松每天 10～20 mg。

三、盐皮质激素

盐皮质激素主要有醛固酮和去氧皮质酮 2 种,对维持机体正常的水、电解质代谢起着重要作用。

(一)药理作用及机制

醛固酮主要作用为潴钠排钾,作用于肾脏的远曲小管,与肾远曲小管上皮细胞内特殊受体相结合,转位进入细胞核,合成醛固酮诱导蛋白质,增加钠通道活性,促进 Na^+ 的重吸收。醛固酮是作用最强的盐皮质激素,其潴钠排钾作用是等量糖皮质激素的 500 倍,但由于糖皮质激素在正常生理状态下分泌量大,故糖皮质激素对于水盐代谢起重要作用。醛固酮日分泌量相对较少,若醛固酮分泌过多,可致低血钾、组织水肿及高血压;若分泌低,则导致低血压和低血钠。去氧皮质酮分泌量少,潴钠作用只有醛固酮的 $1\%\sim3\%$,但远较氢化可的松潴钠作用强。

(二)体内过程

醛固酮肌内注射吸收效果好,肠内不易吸收,其 $70\%\sim80\%$ 与血浆蛋白结合,肝中灭活,无蓄积作用。去氧皮质酮肠内吸收不佳且易被破坏,体内转化为孕二醇,尿中排泄,目前主要应用油剂注射液作肌内注射。

(三)临床应用

慢性肾上腺皮质功能减退症的患者病情较重或单用糖皮质激素类无效者,若出现严重的失钠、失水和钾潴留时,可应用去氧皮质酮与糖皮质激素类联合替代治疗,纠正水和电解质失衡。

四、促肾上腺皮质素与皮质激素抑制药

(一)促肾上腺皮质素

ACTH 由垂体前叶嗜碱性粒细胞合成分泌,受下丘脑促肾上腺皮质素释放激素的调节和糖皮质激素的负反馈调节,使下丘脑-垂体和肾上腺轴动态平衡。正常血浆 ACTH 浓度为 22 pg/mL(8 时)、9.6 pg/mL(22 时)。

人工合成的 ACTH 具有 24 个氨基酸残基,由于口服后在胃内被胃蛋白酶破坏而失效,只能注射,其血浆 $t_{1/2}$ 为 $10\sim15$ 分钟,其主要作用是促进糖皮质激素分泌,但必须在肾上腺皮质功能正常情况下才能发挥作用。用药 2 小时后,肾上腺皮质开始分泌氢化可的松。

临床上用 ACTH 兴奋性试验以判断肾上腺皮质贮备功能,用于诊断脑垂体前叶-肾上腺皮质功能状态,评估长期使用糖皮质激素的肾上腺皮质功能,防止因停药而发生肾上腺皮质功能不全。

(二)皮质激素抑制药

肾上腺肿瘤患者常规首选手术治疗,当存在手术禁忌证时,可应用皮质激素抑制剂代替外科的肾上腺皮质切除术。临床常用的有米托坦和美替拉酮等。

1. 米托坦为杀虫剂 DDT 类化合物

(1)药理作用及机制:米托坦能相对选择性地作用于肾上腺皮质的束状带及网状带细胞,使其萎缩、坏死,不作用于球状带且不影响醛固酮分泌,同时对肾上腺皮质正常的细胞或瘤细胞都有损伤作用。

(2)体内过程:口服可以吸收,分布于全身各部,脂肪是主要的贮藏器官,其水溶性代谢产物约占给药量的 25%,由尿中排出,60% 以原形由粪中排出。停止给药 6~9 周后,在血浆中仍能测到微量的米托坦。用药后,血、尿中氢化可的松及其他代谢物迅速减少。

(3)适应证:无法手术切除的肾上腺皮质癌、复发癌以及肾上腺皮质癌术后辅助治疗。

(4)不良反应:可有消化道不适、皮疹、乏力、头晕、眩晕、中枢抑制及运动失调等反应,减小药物剂量上述症状可消失。

2. 美替拉酮

(1)药理作用及机制:抑制 11β-羟化,干扰 11-去氧皮质酮、11-去氧氢化可的松转化为皮质酮和氢化可的松,降低两者血浆水平;同时反馈性地促进 ACTH 分泌,使 11-去氧皮质酮和 11-去氧氢化可的松代偿性增加,尿中 17-羟类固醇相应增加。

(2)适应证:肾上腺皮质肿瘤、肾上腺皮质癌和分泌 ACTH 肿瘤所引起的氢化可的松过多者,以及用于垂体释放 ACTH 功能试验。

3. 氨鲁米特

(1)药理作用及机制:抑制胆固醇转变为 20α-羟胆固醇,从而阻断类固醇生物合成,抑制氢化可的松和醛固酮的合成。

(2)体内过程:20% 与血浆蛋白结合,平均血浆 $t_{1/2}$ 约为 12 小时。

(3)适应证:有效减少肾上腺肿瘤和 ACTH 过度分泌时增多的氢化可的松;与美替拉酮合用,治疗由垂体所致 ACTH 过度分泌诱发的库欣综合征。为了防止肾上腺功能不全,可给予生理剂量的氢化可的松。

(4)注意事项:妊娠、哺乳期妇女及儿童禁用。注意监测血常规和血电解质。口服降糖药、地塞米松和香豆素类抗凝药等加速药物代谢,注意调整药物剂量。

(5)不良反应:嗜睡、乏力、头晕等中枢神经抑制症状,通常 4 周左右逐渐消失;皮疹出现在用药后 10~15 天,多数可自行消退;血小板或白细胞减少及甲状腺功能减退罕见。

4.酮康唑

(1)药理作用及机制:是一种抗真菌药,可阻断真菌类固醇的合成。

(2)适应证:治疗库欣综合征和前列腺癌。

(3)体内过程:口服吸收良好,吸收后分布于全身,84%与血浆蛋白结合,15%与血细胞结合,游离型占1%。肝脏代谢,代谢物及少量原形从胆道排泄。

(4)不良反应:当大剂量应用时,可出现胃肠道不良反应及肝功能损害。

第二节 甲状腺激素及抗甲状腺药

甲状腺激素对维持机体正常代谢、促进生长发育起着非常重要的作用,包括甲状腺素即四碘甲状腺原氨酸(3,5,3',5'-tetraiodothyronine,T_4)和三碘甲状腺原氨酸(3,5,3'-triiodothyronine,T_3)。甲状腺激素分泌过少,引起甲状腺功能低下,出现心动过缓、畏寒等表现,可应用甲状腺激素治疗;甲状腺激素分泌过多,引起甲状腺功能亢进症(简称甲亢),其中以毒性弥漫性甲状腺肿最为常见,治疗方法有手术治疗、抗甲状腺药和放射性碘治疗。目前常用的抗甲状腺药有硫脲类、碘和碘化物、放射性碘和β-肾上腺素受体拮抗药等。

一、甲状腺激素

(一)甲状腺激素的结构

甲状腺激素为碘化酪氨酸的衍生物,T_4和T_3都含有无机碘,其结构独特。以醚键或硫醚键相连的2个苯环相互垂直,其中环Ⅰ有带羧基的侧链,与环Ⅱ的酚羟基是维持活性的基本结构;环Ⅰ3位和5位的碘和受体结合,而5'位的碘妨碍和受体结合,使其活性降低。T_4的环Ⅱ5'位脱碘后转换成活性更强的T_3,而环Ⅰ5'位脱碘后形成无活性的反向T_3(reverse T_3,rT_3)。

(二)甲状腺激素的合成、贮存、分泌与调节

1.碘的摄取

甲状腺腺泡细胞细胞膜上的碘泵通过主动转运摄取血中的碘(I^-),使其碘化物的浓度在正常情况时为血浆中的25倍,而甲亢时可达250倍,故摄碘率是判断甲状腺功能的指标之一。

2.碘的活化和酪氨酸碘化

摄取的碘化物在过氧化物酶作用下被氧化成活性碘,再与甲状腺球蛋白中的酪氨酸残基结合,形成一碘酪氨酸和二碘酪氨酸。

3.偶联和贮存

在过氧化物酶作用下,1分子二碘酪氨酸(DIT)和1分子一碘酪氨酸(MIT)偶联生成 T_3,或2分子的 DIT 偶联为 T_4。T_3 和 T_4 的比例决定于碘的供应,正常时 T_4 较多,当体内缺碘时,机体为了更有效地利用碘,T_3 所占比例增大。T_4 和 T_3 结合于 TG 上,贮存于甲状腺腺泡腔内胶质中。

4.释放

TG 在蛋白水解酶作用下分解并释放 T_4 和 T_3 进入血液。正常人每天分泌 T_4 75 μg、T_3 25 μg。

5.甲状腺激素的分泌调节

下丘脑分泌的 TRH 能促进垂体前叶分泌促甲状腺激素,促甲状腺素(TSH)可促进甲状腺细胞增生以及甲状腺激素的合成和释放。但是血液中 T_4 过多时又可以对促甲状腺激素释放激素(thyrotropin-releasing hormone,TRH)和 TSH 产生负反馈调节的作用(图2-2)。

(三)体内过程及药理作用

1.体内过程

甲状腺激素口服易吸收,T_3 和 T_4 生物利用度分别为 90%～95% 和 50%～70%,前者的吸收率恒定,后者的吸收率因肠内容物等因素的影响而相对不恒定。T_3、T_4 两者与血浆蛋白结合率＞99%,但 T_3 与蛋白的亲和力低于 T_4,所以 T_3 的游离量可为 T_4 的10倍。T_3 起效快且作用强,$t_{1/2}$ 为2天,6小时起效,24小时达到峰值,相对于 T_4 维持时间短。T_4 起效慢而弱,$t_{1/2}$ 为5天,最大作用出现在用药后的 7～10 天,维持时间长。甲状腺激素的 $t_{1/2}$ 均超过1天,故每天只需用药1次。甲状腺激素主要在肝、肾线粒体内脱碘,并与葡萄糖醛酸或硫酸结合而经肾排泄。由于其可通过胎盘和进入乳汁,故在妊娠期和哺乳期慎用。存在严重的黏液性水肿的时候口服吸收不良,可肠外给药。

2.药理作用

(1)维持正常生长发育:甲状腺激素能促进蛋白质合成及骨骼、中枢神经系统的生长发育。在脑发育期,甲状腺功能不足可引起呆小病,其机制为神经元轴突和树突形成发生障碍,神经髓鞘形成延缓,骨骺不能形成。在成人可引起黏液性水肿。甲状腺激素对胎儿时期的肺脏发育也起着重要作用,分泌不足可引起新生儿呼吸窘迫综合征。

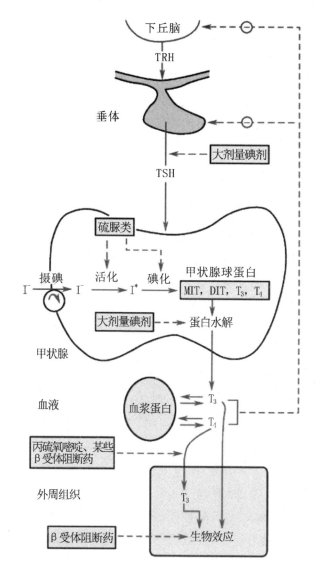

图 2-2 甲状腺激素的合成、分泌、调节及抗甲状腺药物作用环节示意图

(2)促进机体代谢和产热:甲状腺激素能促进物质氧化,增加耗氧,提高基础代谢率,使产热增多。因此,甲亢患者可出现怕热、多汗等症状,而甲状腺功能退减(简称甲减)患者可出现畏寒、代谢活动降低,严重时可出现黏液性水肿。甲状腺激素促进胆固醇代谢,甲减时可出现胆固醇增高。

（3）提高机体交感神经系统的敏感性：甲亢患者对儿茶酚胺的敏感性增高，常表现为心率加快、血压升高、皮肤发红、神经过敏、急躁、震颤等，与β肾上腺素受体数目增多有关。

（四）临床应用

1.甲减

（1）呆小症：甲减始于胎儿或新生儿，需尽早发现及诊治，如治疗及时，发育仍可正常；若治疗过晚，则智力低下，故呆小症应以预防为主。治疗应从小剂量开始，逐渐增加剂量，症状好转后改用维持量，并根据症状随时调整药物剂量。

（2）黏液性水肿：应从小剂量开始，逐渐增至足量。老年人及心血管疾病患者调整剂量时宜缓慢，以防过量诱发或加重心脏病变。黏液性水肿昏迷者必须立即静脉注射大量 T_3，同时给予足量氢化可的松，待患者清醒后改为口服。如无静脉注射剂，可用 T_3 片剂研碎后加水鼻饲。若为垂体功能低下的患者，为防止出现急性肾上腺功能不全，应先补充糖皮质激素，再给予甲状腺激素治疗。

2.单纯性甲状腺肿

其治疗方案取决于病因。由缺碘所致的单纯性甲状腺肿应补碘，原因不明者给予适量甲状腺激素，可以补充内源性激素不足，并可抑制 TSH 分泌过多，缓解甲状腺代偿性增生肥大。

3.分化型甲状腺癌术后 TSH 抑制治疗

分化型甲状腺癌（differentiated thyroid cancer，DTC）术后 TSH 抑制治疗是指手术后应用甲状腺激素，将 TSH 抑制到正常低限或低限以下，甚至检测不到的程度，补充缺乏的甲状腺激素，同时抑制 DTC 细胞生长。研究显示，TSH 抑制水平与 DTC 的复发、转移和癌症相关死亡的关系密切。

（五）不良反应

当甲状腺激素过量时可引起心悸、多汗、手震颤、失眠等甲亢症状，重者可发热、呕吐、腹泻，严重时出现心绞痛、心力衰竭、肌肉震颤或痉挛。一旦出现上述反应，应立即停药，应用β受体阻断药改善症状。

二、抗甲状腺药物

目前临床上常用于治疗甲状腺功能亢进的药物有 4 类，即硫脲类、碘和碘化物，放射性碘和β受体阻断药。

（一）硫脲类

硫脲类是临床上最常用的抗甲状腺药物，其可分为 2 类：①咪唑类，包括甲巯咪唑(MMI)和卡比马唑;②硫氧嘧啶类,包括甲硫氧嘧啶(methylthiouracil,MTU)和丙硫氧嘧啶(propylthiouracil,PTU)。

1.药理作用及机制

(1)抑制甲状腺激素的合成:硫脲类药物的作用机制是通过抑制甲状腺过氧化物酶,从而抑制酪氨酸碘化及偶联,阻碍活化碘和甲状腺球蛋白结合,从而抑制甲状腺激素合成。由于硫脲类药物不影响甲状腺对碘的摄取和已合成的甲状腺激素的释放,故需体内储存的甲状腺激素耗尽后才能显效,通常2~3周后改善症状,1~2个月后基础代谢率恢复正常。

(2)抑制外周组织的T_4转化为T_3:丙硫氧嘧啶能够抑制外周组织内的T_4向生物活性较强的T_3转化,迅速控制血清中T_3水平,因此丙硫氧嘧啶被作为治疗重症甲亢、甲状腺危象的首选药物。

(3)减弱β受体介导的糖代谢:动物实验已证实,硫氧嘧啶类药物可以减少大鼠心肌和骨骼肌内β肾上腺素受体数目,降低腺苷酸环化酶活性,提示硫氧嘧啶类药物能够减弱β受体介导的糖代谢。

(4)免疫抑制作用:甲亢的发病常与自身免疫机制异常有关,硫脲类药物轻度抑制免疫球蛋白的生成,降低循环血中甲状腺刺激性免疫球蛋白(thyroid stimulating immunoglobulin,TSI)水平,因此,该类药物具有针对甲亢病因治疗的作用。

2.体内过程

MMI的血浆半衰期较长,$t_{1/2}$为4.7小时,在甲状腺组织中的药物浓度可维持16~24小时,且其疗效与甲状腺内药物浓度有关。甲状腺内药物浓度与每天给药量成正相关,每天30 mg单次给药与分3次给药效果相当,维持量为5~10 mg/d。卡比马唑为MMI的衍生物,在体内需通过转化成MMI发挥其生物学作用。

硫氧嘧啶类药物口服后吸收迅速,1~2小时即可达到峰浓度;半衰期较短,$t_{1/2}$为1.5~2小时;生物利用度为50%~80%;血浆蛋白结合率约为75%。硫氧嘧啶类药物在体内分布广泛,可遍布各个组织,以甲状腺分布较多。其主要代谢场所为肝脏组织,约60%的硫氧嘧啶类药物在肝脏被代谢,部分结合葡萄糖醛酸后被排出体外。

3.临床应用

(1)甲亢的内科治疗:适用于轻、中度病情者;甲状腺轻、中度肿大者;孕妇、高龄或由于其他严重疾病不适合手术者;手术前和[131]I治疗前准备者;术后复发且不适合^{131}I治疗者。治疗初始可大剂量给药,以最大限度抑制体内甲状腺激素的合成。由于T_4的血浆半衰期在1周左右,加之体内甲状腺内储存的甲状腺激素的释放需要2周作用,故临床症状常在服药后的1~2个月后逐渐减轻,直到控制。当患者的基础代谢率接近正常时,给药量可递减直至维持量,疗程1~2年。如遇机体感染或其他应激时应酌情加量。

(2)甲亢的手术前准备:术前服用硫脲类药物,使甲状腺功能恢复或接近正常,可以减少甲状腺次全切除术患者在麻醉和手术后的并发症,防止术后发生甲状腺危象。由于应用硫脲类药物后体内TSH分泌增多,腺体增生,组织脆且充血,不利于手术,因此须在手术前2周左右加服大量碘剂,使腺体坚实,减少充血,以利于手术的进行。

(3)甲状腺危象的治疗:应激状态如感染、情绪激动、外伤、手术等可使大量甲状腺激素突然释放入血,使患者发生高热、恶心、呕吐、大汗、水和电解质紊乱、心力衰竭、肺水肿等,严重时可致死亡,称为甲状腺危象。甲状腺危象的治疗除消除诱因、对症治疗外,主要应给予大剂量碘剂以抑制甲状腺激素释放,同时辅以2倍治疗量的硫脲类药物(常选用丙硫氧嘧啶)阻止激素的合成。

4.不良反应

(1)变态反应:常见。表现为皮肤瘙痒、药疹、斑丘疹等,少数伴有发热,发生此类反应即应密切观察。轻度者可给予抗组胺药物,或者更换成另一种抗甲状腺药物;若发生严重皮疹,需立即停药,不能更换为其他抗甲状腺药物,应改为手术或^{131}I治疗。

(2)胃肠道反应:厌食、恶心、呕吐、腹痛、腹泻等,甲硫氧嘧啶偶有味觉、嗅觉的改变。

(3)粒细胞缺乏症:为最严重的不良反应,发生率为0.3%~0.6%。老年患者较易发生,一般发生在治疗后的2~3个月内,故口服抗甲状腺药物的同时应定期检查血常规。当患者用药后发生咽痛、发热等症状时应立即停药,并进行相应检查。特别要注意与甲亢本身引起的白细胞数偏低相鉴别,故用药前需检查血常规。药物引起的本症在停药后粒细胞缺乏症可恢复,必要时可应用重组人粒细胞集落刺激因子。

(4)甲状腺肿及甲减:长期用药可使患者血清中甲状腺激素水平显著下降,反馈性增加TSH分泌而引起甲状腺代偿性增生,腺体增大、充血,重症患者可产生压迫症状。另外,长期用药还可引起甲减,若及时发现并停药后甲状腺功能常可恢复。

5.注意事项

目前有明确报道证实 MMI 具有致畸作用,故妊娠 T_1 期首选丙硫氧嘧啶;由于丙硫氧嘧啶有可能引起急性重症肝炎的严重不良反应,故妊娠 T_2、T_3 期和哺乳期首选 MMI。

6.药物相互作用

一些药物有不同程度抑制甲状腺的功能,如锂、磺胺类、磺酰脲类、对氨水杨酸、对氨苯甲酸、巴比妥类、酚妥拉明、保泰松、维生素 B_{12} 等,与硫脲类药物同用时,可能增加其抗甲状腺的效应,用药时需注意。另外,碘剂可明显延缓硫脲类药物的起效时间,除术前准备外,一般情况不应联合应用。

(二)碘及碘化物

碘及碘化物是治疗甲状腺疾病最古老的药物,目前常用的有碘化钾、碘化钠和复方碘溶液等。这些药物均以碘化物的形式从胃肠道吸收,以无机碘离子的形式存在于血中,除被甲状腺组织摄取外,也可见于唾液、胆汁、汗液、泪液及乳汁中。目前,碘及碘化物不单独应用于抗甲状腺治疗。

1.药理作用与机制

不同剂量的碘化物对甲状腺的作用不同,小剂量的碘用于预防和治疗单纯性甲状腺肿;大剂量碘抑制甲状腺激素的释放和合成,具有抗甲状腺作用。其机制为:大剂量碘剂能够抑制谷胱甘肽还原酶,减少还原型谷胱甘肽(glutathione,GSH)含量,TG 水解抑制,抑制 T_3、T_4 释放;抑制甲状腺过氧化物酶活性;抑制酪氨酸碘化和碘化酪氨酸的偶联,减少甲状腺激素的合成。这被称为 Wolff-Chaikoff 效应,但长期使用大剂量碘剂时 Wolff-Chaikoff 效应发生"脱逸"而不再有效。

大剂量碘作用迅速,用药后 1～2 天起效,10～15 天达最大效应,若继续用药,腺泡细胞内碘离子浓度增高到一定程度,甲状腺摄碘即自动降低,使胞内碘离子浓度下降,继而失去抑制甲状腺激素合成的作用,甲亢的症状可复发,因此,碘及碘化物不能单独应用于临床甲亢的治疗。此外,大剂量碘剂还可抑制 TSH,使腺体缩小、变硬,血管减少,作为术前准备,便于手术,减少出血。

2.临床应用

(1)甲亢的术前准备:大剂量碘剂能抑制 TSH 促进甲状腺增生的作用,使腺体缩小、变韧,血管充血减少,利于手术进行,减少术中腺体出血,因此一般在术前 2 周给予患者复方碘溶液治疗。

(2)甲状腺危象的治疗:将碘化物加到10%葡萄糖溶液中静脉滴注或口服复方碘溶液,其抗甲状腺作用发生迅速,2周内逐渐停服该类药物,需同时配合服用硫脲类药物。

(3)防治单纯性甲状腺肿:缺碘地区在食盐中按1:100 000～1:10 000的比例加入碘化钾或碘化钠,对单纯性甲状腺肿的早期患者效果显著。如腺体过大已有压迫症状的患者,应考虑手术治疗。

3.不良反应与注意事项

(1)一般反应:咽喉不适、口内金属味、唾液分泌增多、唾液腺肿大、呼吸道刺激、鼻窦炎和眼结膜炎症状等,停药后可逐渐消退。

(2)变态反应:用药后立即或几小时内发作,主要表现为发热、皮疹、皮炎,突出症状为血管神经性水肿,上呼吸道水肿及严重的喉头水肿,可致窒息。多数患者停药后消退,必要时可采取抗过敏治疗。

(3)诱发甲状腺功能异常:长期或过量服用碘剂可能诱发甲亢。应用抗甲状腺药物治疗的甲亢患者,在甲状腺功能恢复正常后,也可因服用少量碘剂而复发。另外,碘剂也可诱发甲减和甲状腺肿,原有慢性淋巴细胞性甲状腺炎或其他甲状腺炎症患者更易发生。碘还可以进入乳汁和通过胎盘,引起新生儿和婴儿的甲状腺肿或甲状腺功能异常,孕妇和哺乳期妇女应慎用。

(三)放射性碘

放射性碘有^{131}I、^{125}I、^{123}I等,其中^{131}I临床应用广泛。

1.药理作用及作用机制

放射性碘即^{131}I,有效$t_{1/2}$为8天。因^{131}I产生的β射线(占99%)在组织内射程仅约2 mm,同时增生细胞对辐射作用较敏感,故其辐射损伤只局限于甲状腺组织内,对其周围组织波及较小,可起到类似手术切除部分甲状腺的疗效。其少量的γ射线(占1%)可在体外测得,临床上用于测定甲状腺摄碘功能。

2.临床应用

(1)甲亢的治疗适应证:①成人Graves甲亢伴甲状腺Ⅱ度以上肿大;②硫脲类抗甲状腺药物治疗失败或过敏;③甲亢手术后复发;④甲状腺毒症心脏病或甲亢伴其他病因的心脏病;⑤甲亢合并白细胞和/或血小板减少或全血细胞减少;⑥老年甲亢;⑦甲亢合并糖尿病;⑧毒性多结节性甲状腺肿;⑨自主功能性甲状腺结节合并甲亢。^{131}I的剂量主要根据最高摄碘率、有效半衰期和甲状腺重量3个参数计算。但是放射线的敏感性有个体差异,剂量不宜准确掌握,因此许多患者需做第 2 次或第 3 次治疗,但每次治疗时间需要间隔半年以上。

(2)甲状腺摄碘功能试验:试验前 2 周应停用影响碘的摄取和利用的药物和食物,试验当天空腹口服小剂量^{131}I,服药后 1 小时、3 小时及 24 小时(或 2 小时、4 小时、24 小时)分别测定甲状腺的放射性,计算摄碘的百分率。甲亢者表现为 3 小时摄碘率超过 30%,24 小时超过 45%,并且摄碘高峰前移。而甲减患者恰好相反,摄碘最高不超过 15%,高峰在24 小时以后。

3.禁忌证

甲状腺危象、重症浸润性突眼症及甲状腺不能摄碘者,20 岁以下患者,孕妇、哺乳期妇女以及严重肝、肾功能不全者禁用。

4.并发症

^{131}I 治疗甲亢后的主要并发症是甲减。医师应该告知患者^{131}I 治疗后有关辐射防护的注意事项。

(四)β受体阻断药

1.药理作用及作用机制

此类药物不干扰硫脲类抗甲状腺激素作用,可通过阻断 β 受体,快速改善甲亢所致的心率加快、心肌收缩力增强等交感神经激活症状,特别是与硫脲类合用时。其作用机制还包括抑制外周的 T_4 转化为 T_3,减少血液中 T_3 的含量。

2.临床应用

β 受体阻断药是甲亢及甲状腺危象的辅助治疗药。

第三节　胰岛素及口服降血糖药

糖尿病是在遗传和环境共同长期作用下,由于胰岛素绝对或相对分泌不足引起的蛋白质、脂肪、葡萄糖、水和电解质代谢紊乱综合征,以高血糖为主要特征。随着人们生活水平的提高,生活方式、饮食结构变化及人口老龄化,糖尿病的发病率呈逐年上升趋势。世界卫生组织(WHO)将糖尿病分为 4 种类型,即 1 型糖尿病(T1DM)、2 型糖尿病(T2DM)、妊娠期糖尿病(GDM)及其他特殊类型糖尿病。T1DM 胰岛素分泌绝对缺乏,需要长期应用胰岛素治疗。T2DM 是以胰岛素抵抗为主伴胰岛素分泌进行性不足,占糖尿病患者总数的 90%。GDM

占妊娠妇女的 2‰～5‰。其他特殊类型的糖尿病包括胰岛素作用遗传缺陷、药物或化学制剂所致内分泌疾病和胰岛 B 细胞功能异常缺陷等。

糖尿病不仅造成人们营养物质代谢紊乱,更重要的是引起了诸多急慢性并发症。因此,合理控制血糖,有效预防和治疗糖尿病并发症是目前治疗糖尿病的基本原则。目前口服降糖药物主要有磺酰脲类、格列奈类、双胍类、噻唑烷二酮类、a-葡萄糖苷酶抑制剂和二肽基肽酶-Ⅳ抑制剂(DDP-Ⅳ抑制剂)。注射制剂主要有胰岛素、胰岛素类似物和胰高血糖素样肽-1(GLP-1)受体激动剂。

一、胰岛素及胰岛素类似物

胰岛素是胰岛 B 细胞分泌的一种酸性蛋白质。1921 年 F.G.Banting 和 C.H.Best 发现胰岛素,1965 年我国科学家合成牛胰岛素。胰岛素由 2 条多肽链组成,A 链含 21 个氨基酸残基,B 链含 30 个氨基酸残基,A、B 两链通过 2 个二硫键以共价键相连。胰岛素在体内以胰岛素原的形式存在于胞质中,随后在高尔基体的蛋白水解酶的作用下分解成无活性的胰岛素和 C 肽,最终胰岛素以吐胞的形式释放入血,发挥生理作用。目前有动物胰岛素(从猪、牛胰腺中提取)、人胰岛素和胰岛素类似物。

(一)药理作用

胰岛素主要促进靶组织(肝脏、脂肪、肌肉等)糖原和脂肪的储存。

(1)促进糖原合成和储存,使葡萄糖氧化和酵解加速,抑制糖原分解和异生,从而降低血糖。

(2)促进脂肪合成,抑制脂肪分解,使生成的游离脂肪酸及酮体减少,增加脂肪酸和葡萄糖转运,增加其利用率。

(3)增加氨基酸的转运,并增加核酸和蛋白质合成,抑制蛋白质分解。

(4)促进钾离子进入细胞,降低血钾浓度。

(二)体内过程

除生物合成人胰岛素可以静脉注射给药外,其他类型的胰岛素均需皮下、肌内注射给药。由于胰岛素是一种蛋白质物质,易被消化酶破坏,故口服无效。其注射部位可以是前臂外侧、腹部、臀部及大腿外侧,但以前臂外侧和腹部尤佳。根据胰岛素的种类不同,其起效时间、达峰时间和持续时间均不同。胰岛素主要在肝脏和肾脏灭活,经谷胱甘肽转氨酶还原二硫键,再由蛋白水解酶水解成短肽或氨基酸,也可经肾胰岛素酶直接水解,10‰以原形形式从尿液排出。

(三)作用机制

胰岛素分子量较大,不易进入靶细胞,只能作用在膜受体,通过第二信使起生物效应。但关于胰岛素是如何通过第二信使起生物效应的问题,尚存在争议。研究发现,胰岛素受体是由 2 个 α 亚单位及 2 个 β 亚单位组成的大分子蛋白复合物。α 亚单位位于细胞外且含胰岛素结合部位,β 亚单位为跨膜蛋白。胰岛素与胰岛素受体的 α 亚基结合,引起 β 亚基自身磷酸化,激活 β 亚基上的酪氨酸蛋白激酶,继而导致一系列活性蛋白磷酸化反应,发挥降血糖作用(图 2-3)。

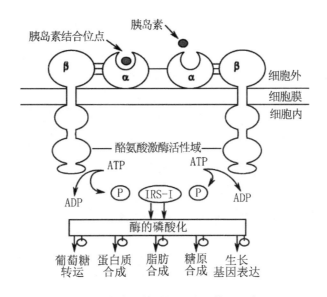

图 2-3　胰岛素受体结构及信号转导示意图

(四)胰岛素分类

1.胰岛素和胰岛素类似物的分类

根据来源和化学式不同,可将其分为动物胰岛素、人胰岛素和胰岛素类似物。动物胰岛素包括牛胰岛素和猪胰岛素,牛胰岛素由牛胰腺提取而来,其分子结构有 3 个氨基酸与人胰岛素不同,疗效稍差,且容易出现过敏和胰岛素抵抗;猪胰岛素由猪胰腺提取而来,分子中仅有 1 个氨基酸与人胰岛素不同,疗效较牛胰岛素好,不良反应也较牛胰岛素少。由于动物胰岛素与人胰岛素存在 1~4 个氨基酸的不同,因此易出现免疫反应,在注射部位易出现皮下脂肪萎缩或增生,也容易反复出现高血糖和低血糖。20 世纪 80 年代,人们通过基因工程从酵母中表达出高纯度的合成人胰岛素,其结构与人体自身分泌的胰岛素一样。与动物胰岛素相比,人胰岛素发生变态反应或者胰岛素抵抗的概率小,皮下脂肪萎缩也随之减少。人胰岛素的稳定性较动物胰岛素高,常温 25 ℃可保存 4 周。但人胰岛素在起效时间、峰值时间及作用持续时间上不能模拟生理性人胰岛素的分泌模式,需要餐前 30 分钟皮下注射,夜间发生低血糖的风险较高。90 年代末,人们通过对肽链进行修饰,利用基因工程技术改变胰岛素肽链上某些部位的氨基酸组合等,研制出更适合人体生理需要的胰岛素类似物。临床研究显示,胰岛素类似物与人胰岛素相比控制血糖能力相似,但在模拟人生理性胰岛素分泌和减少低血糖发生风险方面优于人胰岛素。临床上应用的门冬胰岛素、赖脯胰岛素、甘精胰岛素、地特胰岛素均属于该类。

根据起效时间、达峰时间及作用持续时间长短,胰岛素(包括人和动物)分为短效、中效、长效和预混胰岛素,胰岛素类似物分为速效、长效和预混胰岛素类似物。

(1)短效胰岛素:包括普通胰岛素、单组分猪胰岛素和单组分人胰岛素。短效胰岛素有 2 种注射方式:皮下注射和静脉注射。其溶解度高,皮下注射 0.5～1 小时开始起效,2～4 小时作用达到高峰,持续 5～7 小时。通常餐前 15～30 分钟皮下注射,用于控制餐后血糖。

(2)中效胰岛素:包括中性精蛋白锌胰岛素、低精蛋白锌胰岛素和珠蛋白锌胰岛素。皮下注射后 2.5～3.0 小时起效,峰值时间为 5～7 小时,持续 13～16 小时。主要用于提供基础胰岛素,可控制两餐后血糖。根据情况,可每天 1～2 次皮下注射。

(3)长效胰岛素:包括鱼精蛋白锌胰岛素。只能皮下注射,起效慢,4～8 小时起效,作用时间长,可持续 24～36 小时,故每天注射 1 次。长效胰岛素制剂无明显作用高峰,主要提供基础胰岛素。

(4)预混胰岛素:包括预混胰岛素 30R 和预混胰岛素 50R。预混胰岛素 30R 是由 70%中效胰岛素和 30%短效胰岛素组成,预混胰岛素 50R 由 50%中效胰岛素和 50%短效胰岛素组成。根据情况,可每天 1～2 次皮下注射。

(5)速效胰岛素类似物:门冬胰岛素和赖脯胰岛素属于该类。门冬胰岛素是胰岛素 B 链 28 位的脯氨酸被门冬氨酸取代,通常 5～15 分钟起效,1～2 小时即达高峰,持续 4～5 小时。赖脯胰岛素是将胰岛素 B 链的脯氨酸与 29 位的赖氨酸次序互换,15 分钟起效,30～60 分钟即达高峰,持续 2～4 小时。胰岛素结构的改变使胰岛素分子自我聚合能力减弱,保持以单体或二聚体的形式存在,皮下注射起效迅速,符合进餐时的胰岛素生理需要,需进餐前皮下注射。

（6）长效胰岛素类似物：包括甘精胰岛素及地特胰岛素。甘精胰岛素是在人胰岛素 B 链的 C 端加入 2 个带正电荷的精氨酸残基，且 A21 位置的氨基酸以甘氨酸代替门冬酰胺，使等电点偏向酸性，在生理 pH 体液中溶解度降低，皮下注射后在局部形成沉淀，缓慢分解吸收；地特胰岛素是去除了人胰岛素 B30 位苏氨酸，且在 B29 位的赖氨酸上增加了 1 个 14 个碳的水溶性脂肪酸（肉豆蔻脂肪酸）侧链，这一脂肪链的修饰会使胰岛素六聚体减慢在皮下组织的扩散和吸收，单体状态下，脂肪酸链又会与蛋白结合，进一步减慢吸收入血液循环的速度，进而延长作用时间。皮下注射后 1～2 小时起效，作用持续 24 小时以上，具有平稳无峰值的特点，每天皮下注射 1 次。

（7）预混胰岛素类似物：包括预混门冬胰岛素 30 和预混门冬胰岛素 50 等。

2.胰岛素吸入剂

胰岛素吸入剂的发明，极大地缓解了长期反复注射胰岛素给患者带来的痛苦和不便，提高了患者用药的依从性和生活质量。胰岛素吸入剂是由重组胰岛素与适宜辅料制备的溶液经喷雾干燥后得到。患者可使用吸入器将雾化的胰岛素经口腔送至肺部，从而达到给药目的。因肺泡表面积大，血管丰富，通透性适宜，黏膜纤毛清除率小，比胃肠道给药化学降解和酶降解程度低，所以胰岛素吸入剂成为非注射途径给药的研究新热点。

（五）胰岛素适应证

（1）T1DM 者。

（2）新诊断的 T2DM 伴血糖明显增高者，或在糖尿病病程中出现无明显诱因的体重减轻者。

（3）新发糖尿病且与 T1DM 鉴别困难的消瘦者。

（4）T2DM 经饮食控制或用口服降糖药未能控制者。

（5）发生各种急性或慢性的严重糖尿病并发症者，如酮症酸中毒及非酮症性高渗性昏迷。

（6）糖尿病患者合并妊娠、分娩和手术。

（7）T2DM 胰岛功能明显减退者。

（8）某些特殊类型糖尿病者。

（9）细胞内缺钾者，胰岛素与葡萄糖同用可促进钾内流。

(六)不良反应

1.低血糖

低血糖是胰岛素最主要的不良反应,与剂量过大和/或饮食失调有关,可表现出交感神经兴奋(如饥饿感、出汗、心跳加快、焦虑、震颤等症状)和中枢神经症状(如昏迷、休克及脑损伤)。轻者可适当进食高糖食物以缓解症状,严重者需立即静脉注射50%葡萄糖,纠正低血糖。同时需注意同其他疾病引起的意识障碍相鉴别,尤其是糖尿病酮症酸中毒性昏迷和高血糖高渗状态引起的昏迷。

2.变态反应

由于动物与人胰岛素存在结构上的差异和制剂纯度较低,注射胰岛素可引起轻微变态反应,表现为注射部位瘙痒或荨麻疹样皮疹,偶可引起过敏性休克。若出现变态反应,要及时更换胰岛素制剂,应用抗组胺药物和糖皮质激素以及脱敏疗法等。严重者需停止或暂时中断胰岛素治疗。

3.胰岛素的抵抗

胰岛素的抵抗分为急性抵抗性和慢性抵抗性。急性抵抗性可由感染、手术、创伤等应激因素引起,当糖尿病酮症酸中毒时,酸中毒可降低胰岛素与受体结合力,同时酮体妨碍葡萄糖的摄取及利用,两者导致胰岛素作用减弱,需短时间内增加胰岛素剂量,当酮症纠正后可解除抵抗;慢性抵抗性指临床无明显诱因,每天需用胰岛素200 U以上。根据作用部位不同,原因如下:①受体前水平:胰岛素抗体与胰岛素结合,阻碍胰岛素向靶细胞转运;②受体水平:高胰岛素血症时,靶细胞上的胰岛素受体数目减少等;③受体后水平:靶细胞膜上葡萄糖转运受体及其某些酶系统异常,阻碍胰岛素作用。

4.脂肪营养不良

脂肪营养不良见于注射部位皮下脂肪萎缩或增生,女性多于男性。停止在该部位注射后可缓慢自然恢复,故应注意经常更换注射部位以防止其发生。

5.体重增加

老年糖尿病患者多见。注射胰岛素后引起腹部肥胖,为高胰岛素血症的表现,可改用纯化胰岛素或加用口服降糖药,以减少胰岛素的用量。

6.屈光不正

胰岛素治疗后血糖下降迅速,会导致眼晶状体、玻璃体渗透压改变,晶状体内水分外溢而引起视物模糊,屈光率下降,一般2～4周自愈。

7.胰岛素水肿

糖尿病未控制前,体内有失钠、失水和细胞外液减少的现象。接受胰岛素治疗后,体内发生水钠潴留,患者会出现颜面与四肢水肿,通常数天可自愈。

(七)药物的相互作用

胰岛素与下列药物合用时应适当减量:口服降糖药、水杨酸盐、单胺氧化酶抑制剂、奥曲肽、血管紧张素转化酶抑制剂、同化激素及硫胺类药物。与口服避孕药、甲状腺激素、噻嗪类等药物合用时需适当增加剂量。还应注意:乙醇可加强并延长胰岛素的降糖作用,β受体阻滞剂会掩盖低血糖的症状。

二、口服降血糖药

目前常用口服降血糖药包括:促胰岛素分泌药、胰岛素增敏剂、α-葡萄糖苷酶抑制剂等。糖尿病是进展性疾病,为使血糖控制达标,常需要多种降糖药物联合治疗。

(一)促胰岛素分泌药

这类药物包括磺酰脲类及非磺酰脲类促胰岛素分泌剂,主要通过促进胰岛素 B 细胞分泌胰岛素而发挥作用。作用在 B 细胞膜上的 ATP 敏感的钾离子通道,抑制 ATP 依赖性钾通道,促使钾离子外流,引起 B 细胞去极化,促进钙离子内流及细胞内钙浓度增加,刺激含有胰岛素的颗粒外移和胰岛素分泌,使血糖下降。

1.磺酰脲类

1930 年发现磺胺可引起低血糖,1954 年成功研制出第 1 个磺酰脲类口服降糖药物,目前已经历了 3 代。第 1 代磺酰脲类降糖药包括甲苯磺丁脲与氯磺丙脲;第 2 代磺酰脲类降糖类包括格列本脲、格列吡嗪、格列齐特、格列喹酮,是在苯环上接一带芳香环碳酰胺,其作用较第 1 代可增加数十至上百倍,口服吸收快,作用强,其不良反应为低血糖、粒细胞减少。若在磺酰脲的尿素部分加 1 个二环杂环,可改变血小板的功能,对糖尿病大血管病变有益,如格列苯脲、格列齐特。

(1)药理作用及机制。

降血糖作用:磺酰脲类可降低正常人血糖,仅对胰岛功能尚存的患者有效,对 T1DM 患者、T2DM 患者胰岛功能严重受损及切除胰腺者无效。其机制:①刺激胰岛 B 细胞释放胰岛素,该类药物与胰岛 B 细胞膜上磺酰脲受体结合后,阻断 ATP 敏感的钾通道,可阻止钾外流,使细胞膜去极化,开放电压依赖性钙通道,促进钙内流,从而触发胰岛素释放;②降低血清糖原;③增加胰岛素与靶组织(骨骼肌、脂肪及肝脏)及受体的亲和力。

影响水排泄:格列本脲、氯磺丙脲促进 ADH 分泌,增强其作用效果,具有一定抗利尿作用。

影响凝血功能:格列齐特可以减少血小板黏附力和聚集力,促进纤溶酶原的合成(图2-4)。

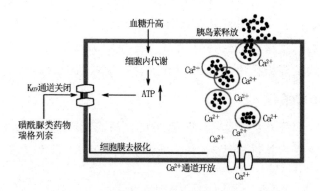

图 2-4 磺酰脲类药物作用机制示意图

(2)体内过程:磺酰脲类降糖药与血浆蛋白结合率高,在胃肠道吸收迅速,多数药物在肝内氧化成羟基化合物,并迅速从尿中排出。氯磺丙脲,$t_{1/2}$约36小时,部分以原形由肾排出,排泄缓慢,每天只需给药1次。格列本脲口服后2~6小时血药浓度达高峰,作用维持时间为15小时。格列吡嗪服后1~2小时达峰浓度,$t_{1/2}$ 2~4小时,作用维持6~10小时,灭活及排泄快,较少发生低血糖。格列齐特吸收速度因人而异,$t_{1/2}$约为10小时,95%在肝内代谢,5%以原形自尿排泄。肾功能轻度不全的患者可选用格列喹酮。

(3)临床应用:①用于胰岛素功能尚存的 T2DM 且单用饮食控制无效者;②氯磺丙脲可用于尿崩症治疗,0.125~0.5 g/d,可使患者尿量明显减少。

(4)不良反应:①低血糖症为最常见和重要的不良反应,常因药物过量所致,特别是老年患者和肝肾功能不全者;②皮肤过敏:皮疹、皮肤瘙痒等;③体重增加;④消化系统:胃肠不适、食欲减退等,偶见肝功能损害、胆汁淤滞性黄疸;⑤其他:嗜睡及神经痛等;⑥少数患者可出现白细胞、血小板减少及溶血性贫血。

(5)药物相互作用。①增加其药物作用:磺酰脲类易与其他药物(如水杨酸制剂、保泰松、青霉素、吲哚美辛、双香豆素等)发生竞争,降低磺酰脲类与血浆蛋白结合,增强其降糖作用而引起低血糖。消耗性患者血浆蛋白低,黄疸患者血浆胆红素水平高,也能竞争血浆蛋白结合部位,更易发生低血糖。乙醇抑制糖原异生和肝葡萄糖输出,故患者饮酒会导致低血糖。②降低其药物作用:氯丙嗪、糖皮质激素、噻嗪类利尿药、口服避孕药因抑制胰岛素释放、拮抗胰岛素作用,可降低磺酰脲类的降血糖作用。

2.格列奈类

格列奈类属于非磺酰脲类促胰岛素分泌剂。该类药物同磺酰脲类一样,作用在胰岛素 B 细胞膜上的 K_{ATP},但其结合位点不同,是一类快速作用的胰岛素促分泌剂,主要通过刺激胰岛素的早时相分泌而降低餐后血糖,具有吸收快、起效快和作用时间短的特点,故也称为餐时血糖调节剂。适用于 T2DM 早期餐后高血糖阶段或以餐后高血糖为主的老年患者。可单独适用,或与其他药物合用。不良反应与磺脲类药物相似。

(1)瑞格列奈为苯甲酸衍生物,最大的优点是模仿胰岛素生理性分泌曲线。瑞格列奈对受损的胰岛功能具有保护作用,低血糖也较磺酰脲类药物少见。口服给药后经胃肠道迅速吸收入血,15 分钟起效,1 小时达峰值浓度,$t_{1/2}$ 约 1 小时,通过肝药酶 P_{450} 系统代谢,其中 92% 随胆汁进入消化道经粪便排出,其余 8% 经尿排泄。临床应用于 T2DM 患者,老年糖尿病患者也可服用,且适用于糖尿病肾病者。

(2)那格列奈作为苯丙氨酸衍生物,对 B 细胞作用更迅速,持续时间更短,对葡萄糖浓度更敏感。因减少了总胰岛素的释放,降低餐后葡萄糖波动,所以出现低血糖的危险性更小。该药可单独用于经饮食、运动或二甲双胍不能控制血糖的 T2DM 患者。

(二)胰岛素增敏剂

1.双胍类

双胍类药物出现于 1957 年,代表药物是二甲双胍和苯乙双胍。苯乙双胍具有明显的乳酸性酸血症等严重不良反应,现在许多国家已停止使用。临床上常用的是二甲双胍。目前认为,二甲双胍可能通过促进脂肪组织摄取葡萄糖、降低葡萄糖在肠道内的吸收、抑制肝糖原异生、减少肝脏葡萄糖的输出等作用发挥降血糖的功能。

(1)药理作用:①增加周围组织对胰岛素的敏感性,增加胰岛素介导的葡萄糖利用;②增加非胰岛素依赖的组织(如脑、血细胞、肾髓质、肠道、皮肤等)对葡萄糖的利用;③抑制肝糖原异生,降低肝糖输出;④抑制肠壁细胞摄取葡萄糖;⑤抑制胆固醇的生物合成和储存,降低血 TG、总胆固醇水平。

(2)体内过程:该药非缓释剂口服后由小肠吸收,生物利用度为 50%～60%。口服 0.5 g 后 2 小时,血药峰浓度为 2 μg/mL。缓释剂口服作用时间持续 24 小时,在肝内部代谢,以原形随尿液排泄,12 小时内有 90% 被清除。血浆半衰期为 1.7～4.5 小时。

（3）临床应用：①首选用于单纯饮食及运动不能有效控制的 T2DM 患者，特别是肥胖型 T2DM；②用于 T1DM 和 T2DM，可与胰岛素联用，增加胰岛素降血糖作用以减少胰岛素用量，防止低血糖发生；③与磺酰脲类口服药物合用具有协同作用。

（4）不良反应：①常见腹泻、恶心呕吐、胃胀、乏力、消化不良、腹部不适；②少见大便异常、低血糖、肌痛、头晕、指甲异常、皮疹、出汗增加、心悸、体重减轻；③减少维生素 B_{12} 的吸收，但极少引起贫血；④罕见乳酸性酸中毒，故口服该类药物时，需定期检查肾功能，以减少乳酸酸中毒的发生，尤其是老年患者。有些乳酸酸中毒患者可能合并肝功能损害，故有肝功能损害者不能应用本药物。

（5）药物相互作用：①经肾小管排泌阳离子的药物，如地高辛、吗啡、普鲁卡因胺、奎尼丁、万古霉素等，理论上可能会与这类药物竞争肾小管转运系统，发生作用，故需监测调整相互作用药物的剂量；②与某些引起血糖升高的药物（噻嗪类药物或其他利尿剂、糖皮质激素、甲状腺制剂、雌激素、口服避孕药、钙通道阻滞剂和异烟肼等）合用时，需监测血糖增加该类药物的剂量，在这些药物停用后，需密切注意低血糖的发生；③可增加华法林的抗凝血倾向；④与树脂类药物合用，可减少该类药物的吸收；⑤注意在发热、昏迷、感染、酮症和外科手术时，口服降糖药物对患者血糖控制不良，需停用并改用胰岛素降糖治疗。

2.噻唑烷二酮类化合物

噻唑烷二酮类化合物（TZDs）改善胰岛素抵抗及降糖的机制与激活过氧化酶增殖体受体-γ（peroxisomal proliferator activated receptorγ，PPAR-γ）、调节胰岛素反应性基因转录有关。代表药物有吡格列酮、罗格列酮等。

（1）药理作用及机制：TZDs 能增加靶组织对胰岛素的敏感性，改善胰岛素抵抗，达到降低血糖的作用。①改善胰岛素抵抗：TZDs 可降低 T2DM 患者靶组织的胰岛素抵抗。TZDs 激活 PPAR-γ，通过下列途径改善胰岛素抵抗：增强胰岛素信号传递；活化的 PPAR-γ 与几种核蛋白形成杂化二聚体复合物，增加了脂肪细胞总量，提高和改善胰岛素敏感性；增加外周组织葡萄糖转运体-1 及葡萄糖转运体-4 等的转录和蛋白质合成，增加基础葡萄糖摄取和转运；降低脂肪细胞瘦素和肿瘤坏死因子-α（TNF-α）的表达。②改善脂肪代谢紊乱：TZDs 能显著降低 T2DM 患者 TG，增加总胆固醇和高密度脂蛋白胆固醇（HDL-C）的水平。③预防 T2DM 大血管和微血管病变：通过抑制血小板聚集、炎症反应和内皮细胞的增生，抗动脉粥样硬化；具有延缓蛋白尿的发生和减轻肾小球的病理损伤作用;④通过促进胰岛细胞增殖和抗胰岛细胞凋亡作用,达到改善胰岛 B 细胞功能。

(2)体内过程:吡格列酮达峰时间为 1~3 小时。罗格列酮达峰时间为 3~4 小时,生物利用度为 99%。

(3)临床应用:用于治疗胰岛素抵抗和 T2DM。有心力衰竭(纽约心脏学会心功能分级Ⅱ级以上)、转氨酶升高或高于正常上限 2.5 倍或活动性肝病及严重骨质疏松和骨折病史的患者禁用本类药物。

(4)不良反应:该类药物单独使用不引起低血糖,但与胰岛素促泌剂及胰岛素联用可增加低血糖发生风险。其不良反应主要有体重增加、水肿,其他不良反应有嗜睡、肌肉和骨骼痛、头痛、消化道症状等。TZDs 还与骨折和心力衰竭风险增加有关。

(三)α-葡萄糖苷酶抑制剂

食物中碳水化合物成分主要是淀粉,淀粉在唾液和淀粉酶作用下生成含少数葡萄糖分子的低聚糖(或称为寡糖)以及双糖与三糖,进入小肠,经 α-葡萄糖苷酶作用分解为单个葡萄糖,最后被小肠吸收。生理状态下,小肠上、中、下 3 段均存在 α-葡萄糖苷酶,服用 α-葡萄糖苷酶抑制剂后上段被抑制,而中、下段小肠吸收糖,故吸收面积减少,吸收时间后延,进而降低餐后高血糖。代表药物有阿卡波糖、伏格列波糖和米格列醇。

1.药理作用

该类药物结构类似寡糖,且活性中心结构上含有氮,与 α-糖苷酶结合能力远较寡糖强,可以竞争性抑制寡糖的分解,从而延缓肠腔内双糖。低聚糖及多糖释放出葡萄糖,最终降低餐后血糖,继而降低胰岛素水平。

2.体内过程

α-葡萄糖苷酶抑制剂原形生物利用度仅为 1%~2%,口服 200 mg 后,代谢 $t_{1/2}$ 为 3.7 小时,消除 $t_{1/2}$ 为 9.6 小时,与血浆蛋白结合率低,主要在肠道降解或以原形随粪便排出,8 小时减少 50%,长期服用在体内无蓄积。

3.临床应用

本药适用于以碳水化合物为主要食物成分,或空腹血糖正常而餐后血糖明显升高者。可单独用药,也可与其他降糖药物合用。

4.不良反应

常见胃肠道反应,如腹胀、腹泻等,但极少见腹痛。如果饮食控制不佳,胃肠道不良反应增加。单独应用本药不引起低血糖,但与促胰岛素分泌剂和胰岛素应用时可引起低血糖。

三、其他新型降糖药物

(一)GLP-1 受体激动剂及 DPP-Ⅳ 抑制剂

现已经开发出 2 类基于肠促胰素的降糖药物,分为 GLP-1 受体激动剂和 DPP-Ⅳ 抑制剂。GLP-1 受体激动剂代表药物有艾塞那肽和利拉鲁肽,需皮下注射;DPP-Ⅳ 抑制剂目前我国上市的有西格列汀、沙格列汀及维格列汀,需口服给药。

1.GLP-1 受体激动剂

GLP-1 受体激动剂代表药物有利拉鲁肽、艾塞那肽。

(1)GLP-1 激动剂的药理作用:GLP-1 受体属于 G 蛋白偶联胰高血糖素受体家族,在胰腺 B、D 细胞,小肠黏膜和胃小凹广泛分布,人类的 GLP-1 受体位于第 6 号染色体短臂。该受体具有选择性和组织特异性蛋白质,含 463 个残基。内源性激动剂 GLP-1 是由末端空肠、回肠和结肠的 L 细胞分泌的葡萄糖依赖性肠降血糖多肽激素。GLP-1 与 GLP-1 受体特异性结合后,通过 cAMP 为第二信使信号通路发挥血糖调控作用。其优势是血糖依赖性肠促胰素,避免了糖尿病药物治疗中存在的低血糖危险,并能阻止胰腺 B 细胞退化,刺激 B 细胞增殖及分化,从根本上改善糖尿病病程进展。GLP-1 的主要药理作用:①刺激 B 细胞增殖分化,抑制凋亡,增加胰岛 B 细胞数量;②强烈抑制胰岛 A 细胞胰高血糖素分泌;③促进胰岛 D 细胞生长抑素分泌;④促进胰岛素基因转录,增加胰岛素合成和分泌;⑤抑制食欲与摄食;⑥延缓胃内容物排空。

(2)适应证:可单独应用或与其他降糖药物合用治疗 T2DM,对肥胖、胰岛素抵抗明显者效果尤佳。

(3)不良反应:常见的有胃肠道反应,如恶心呕吐,主要见于治疗初期,可随治疗时间延长而逐渐减轻。

2.DPP-Ⅳ 抑制剂

DPP-Ⅳ 抑制剂代表药物有西格列汀、沙格列汀、维格列汀。

(1)DPP-Ⅳ 抑制剂的药理作用:GLP-1 在体内可迅速被 DPP-Ⅳ 降解而失去生物活性,半衰期为 2 分钟左右。DPP-Ⅳ 是丝氨酸蛋白酶的一种,可特异性识别 GLP-1 的 N 末端第 2 位丙氨酸残基,并从此处切除二肽致 GLP-1 失活,故 DPP-Ⅳ 抑制剂通过抑制 DPP-Ⅳ 活性而减少 GLP-1 的失活,提高内源性GLP-1 水平(图 2-5)。

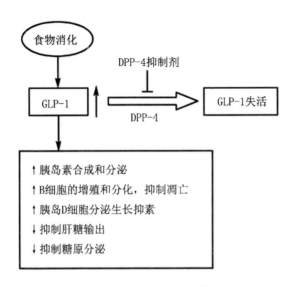

图 2-5　GLP-1 和 DPP-4 抑制剂药理作用

(2)临床应用:单独使用,或与二甲双胍联合治疗 T2DM。

(3)不良反应:头痛、肝酶升高、上呼吸道感染和胰腺炎等。

(二)胰淀粉酶多肽类似物

醋酸普兰多肽是胰淀粉样多肽(胰淀素、淀粉不溶素)的类似物,与内源性胰淀粉样多肽生物学功能相同,可用于治疗 T1DM。其是将胰淀粉样多肽的第25、第 28 和第 29 位上的氨基酸替代为脯氨酸,在具有内源性胰淀粉样多肽生物学功能相的同时,还能很好地克服胰淀粉酶样多肽不稳定、易水解等缺点。代表药物有普兰林肽。

1.药理作用

普兰林肽可延缓葡萄糖吸收,抑制胰高血糖素分泌,减少肝糖的生成与释放,改善总体血糖水平,减少血糖波动。

2.体内过程

普兰林肽的达峰时间为 20 分钟,$t_{1/2}$ 为 50 分钟,主要经肾脏排泄,代谢产物为脱赖氨酸普兰林肽。

3.临床应用

可用于 T1DM 和 T2DM 患者胰岛素治疗的辅助治疗,注意不能替代胰岛素。

4.不良反应

不良反应主要有低血糖风险,故应用此类药物时要及时监测血糖,减少餐时胰岛素给药剂量。其他不良反应还有关节痛、咳嗽、头晕、疲劳、头痛及咽炎等。

(三)脂肪酸代谢干扰剂

脂肪酸代谢干扰剂是通过抑制肉碱脂酰转移酶 I 而明显减少 T2DM 患者的脂肪酸氧化,增加葡萄糖的利用而达到降血糖的目的,并在一定程度上具有降血脂及抗酮症作用。研究认为,脂肪酸是引起胰岛素抵抗的最主要非激素类物质之一。游离脂肪酸不但造成葡萄糖氧化减弱及糖原异生增加,而且通过葡萄糖-脂肪酸循环而抑制外周组织对葡萄糖的利用,促使血糖升高而加剧胰岛素抵抗。代表药为依托莫司,可用于 T1DM、T2DM 患者。

(四)钠-葡萄糖协同转运蛋白 2(SGLT2)抑制剂

SGLT2 抑制剂是一种新型的降糖药物,目前食品药品监督管理局已批准达格列净和卡格列净上市。可以改善糖化血红蛋白,同时又可以帮助患者降低血压及减肥,有望成为一种治疗 T2DM 的新药物;可以抑制葡萄糖的重吸收,使过量的葡萄糖从尿液中排出,进而降低血糖。当糖尿病患者肾糖阈增高时,葡萄糖从尿液中排出减少,而此时体内 SGLT2 的表达升高,因此 SGLT2 抑制剂可以增加尿液中葡萄糖的排出量,进而降低血糖。选择性的 SGLT2 受体抑制剂,可用于治疗 T2DM。

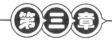

下丘脑-垂体疾病

第一节 垂 体 瘤

一、概述

垂体瘤是一组来源于垂体和胚胎期颅咽管囊残余鳞状上皮细胞的肿瘤,约占全部颅内肿瘤的15%,多在尸检时被发现。其中大多数是来自腺垂体的垂体腺瘤,来自神经垂体的肿瘤极少见。根据肿瘤大小,可将垂体瘤分为微腺瘤(直径<10 mm)和大腺瘤(直径≥10 mm)2类。绝大多数垂体瘤是良性肿瘤。

二、病因及发病机制

垂体瘤的病因和发病机制尚未完全阐明,多种因素参与肿瘤形成。垂体瘤的发病可能与下列因素有关。

(一)基因功能异常

基因功能异常包括癌基因的激活以及抑癌基因的失活。40%的生长激素(growth hormone,GH)分泌型肿瘤存在$Gs\alpha$基因突变(R201C/H;Q277A),导致cAMP水平升高,PKA活化,使cAMP反应原件结合蛋白(CREB)激活,从而促进生长激素细胞增殖。McCune-Albright综合征是一种罕见的垂体激素过度分泌综合征,包括骨纤维发育不良、皮肤色素沉着、生长激素细胞增生、甲状腺功能亢进、皮质醇增多等。在该综合征患者的内分泌和非内分泌组织中,可检测到$Gs\alpha$基因突变。在侵袭性催乳素瘤和远处转移的垂体瘤中,发现Ras基因突变,推测Ras基因突变在恶性肿瘤的形成和生长中发挥重要作用。垂体瘤转化基因(pituitary tumour transforming gene,PTTG)在所有垂体瘤中高表达,尤其是催乳素瘤。

(二)其他

垂体富含碱性成纤维细胞生长因子(bFGF),可刺激垂体细胞有丝分裂。垂体腺瘤表达 FGF-4,转染 FGF-4 能刺激肿瘤血管生成。外周靶腺功能不全、补充雌激素、辐射等因素也可能参与垂体肿瘤的发生。

三、病理生理

垂体瘤因其病理类型和激素分泌状态不同而呈现不同的病理生理变化和临床特征。GH 分泌型肿瘤可分泌过量 GH,发生于青春期前,骨骺未融合者引起巨人症;发生于青春期,骨骺已融合者为肢端肥大症。催乳素(prolactin,PRL)分泌型肿瘤可分泌过量 PRL,通过抑制促性腺激素释放激素(gonadotropin releasing hormone,GnRH)的分泌,减少黄体生成素(luteinizing hormone,LH)和卵泡刺激素(follicle stimulating hormone,FSH)的释放,造成患者性腺功能减退。促肾上腺皮质激素(adrenocorticotropic hormone,ACTH)分泌型肿瘤分泌过量 ACTH,造成肾上腺皮质激素过度分泌,从而导致库欣综合征。促甲状腺激素(thyroid stimulating hormone,TSH)分泌型肿瘤很少见,可引起甲状腺激素过量分泌,造成甲状腺功能亢进症。另外,垂体肿瘤局部浸润,可引起肿瘤的占位效应。无功能腺瘤或促性腺激素分泌型肿瘤,常以肿瘤的占位效应为首发表现。其他垂体腺瘤可能来源于嗜酸性干细胞、催乳素生长激素细胞、嗜酸粒细胞、混合型生长激素和催乳素细胞或其他多激素细胞等。鞍区病变的占位效应取决于肿物的大小、解剖位置和扩展方向。侵袭性肿瘤主要向组织较疏松、局部压力较低的区域生长,常侵犯鞍上及鞍旁区。肿瘤最终会侵犯骨质,造成相应的临床表现。

四、临床表现

垂体腺瘤的临床表现常与激素的异常分泌和垂体肿物局部扩张有关。若垂体癌发生颅外转移,可产生相应的临床表现,较为罕见。

(一)肿瘤的占位效应

1.头痛

蝶鞍内肿瘤的主要特征是头痛。鞍内肿瘤生长造成鞍内压力的微小变化即可使硬脑膜受牵拉而产生头痛,头痛的严重程度与腺瘤的大小及局部扩张情况无必然联系。鞍膈或硬脑膜轻度受累即可引起持续性头痛,多巴胺受体激动剂或生长抑素类似物在治疗较小的功能性垂体肿瘤时常可使头痛得到显著改善。

突发的严重头痛伴恶心、呕吐及意识状态改变可能是由于垂体腺瘤出血梗死引起,急需手术治疗。

2.视神经结构受累

肿瘤向鞍上侵犯压迫视交叉,导致视野缺损,患者可表现为双颞侧上方视野缺损或双颞侧偏盲,进而鼻侧视野受累,严重时可导致失明。另外,视神经受到侵犯或脑脊液回流障碍也会导致视力减退。长期视交叉受压会导致视盘苍白。

3.垂体柄受压

垂体柄受压可阻断下丘脑激素及多巴胺到达垂体,导致垂体功能减退症。生长激素缺乏和低促性腺激素型性腺功能减退症较常见。而催乳素细胞失去多巴胺抑制,PRL 水平会轻度升高(一般<200 ng/mL)。多巴胺受体激动剂可以降低 PRL 水平,并使催乳素瘤体积减小,但不能缩小非催乳素分泌型肿瘤的体积,故应注意鉴别以免延误病情。对大腺瘤患者进行垂体减压术,其中约半数患者腺垂体功能减退症可得到改善。垂体肿瘤很少直接引起中枢性尿崩症,后者如发生,应怀疑有无颅咽管瘤或其他下丘脑病变存在。

4.其他

肿瘤向侧方侵袭累及海绵窦,造成第Ⅲ、第Ⅳ、第Ⅵ对脑神经及第Ⅴ对脑神经的眼支及上颌支麻痹,患者可出现不同程度复视、上睑下垂、面部感觉减退等。垂体肿瘤侵犯鞍底可使蝶窦受累。若侵袭性肿瘤侵犯颚顶,可引起鼻咽部的梗阻、感染或脑脊液漏,但此情况较少发生。罕见颞叶和额叶受累,患者可出现沟回癫痫、人格障碍或嗅觉缺失。侵袭性垂体肿瘤直接侵犯下丘脑可能导致重要的代谢异常,包括体温异常、食欲异常、睡眠障碍、中枢性尿崩症、口渴、性早熟或性腺功能减退等。

(二)激素的分泌异常

功能性垂体瘤可分泌不同的垂体激素,导致相应的临床表现。激素分泌型腺瘤的特点是激素呈自主分泌,失去正常的反馈调节。一般而言,垂体肿瘤越大,其分泌的激素越多。但激素分泌量与肿瘤大小并不总是一致。此外,无功能腺瘤可能因其压迫周围的垂体组织,只表现为垂体功能减退的症状,而无激素过度分泌表现。

五、实验室及影像学检查

(一)实验室检查

实验室检查主要包括检测腺垂体激素的分泌情况。如前所述,若鞍区占位没有明显的激素过多分泌而又使垂体柄受压,则可能导致垂体功能减退,如生长激素缺乏、促性腺激素缺乏等,同时可能导致 PRL 水平升高。功能性垂体瘤一般都有激素高分泌的生化表现,应行相应的激素检查。当怀疑垂体腺瘤时,初步的激素检查应包括:①血清 PRL;②胰岛素样生长因子-1(IGF-1);③血皮质醇分泌昼夜节律/24 小时尿游离皮质醇/隔夜小剂量地塞米松抑制试验;④FSH、LH、睾酮;⑤甲状腺功能。

(二)影像学检查

1.磁共振成像(MRI)检查

MRI 对垂体的评估优于其他显像技术,目前已成为垂体肿瘤首选影像诊断方法。如怀疑垂体肿瘤或其他鞍旁肿物,应进行垂体 MRI 而非全脑 MRI,因为常规脑部 MRI 精确度不足以发现小的垂体肿瘤。垂体 MRI 可清晰地显示下丘脑轮廓、垂体柄、垂体、海绵窦、蝶窦及视交叉。正常垂体表面呈平坦或轻度凹陷,而在青春期和妊娠期会轻度凸出。垂体高度在成人约 8 mm、儿童约 6 mm,在青春期、妊娠和产后会暂时地生理性增大。妊娠时,垂体通常不超过 12 mm,垂体柄直径不超过 4 mm。垂体密度在 MRI 上轻度不均。在 T_1 加权显像上,由于包含神经分泌颗粒和磷脂的原因,神经垂体成像明亮,成为垂体后叶高信号区。而腺垂体信号强度与脑组织相似。在 MRI 上,骨质显像低信号,蝶窦所含气体显像无信号,鞍背脂肪可显像明亮。T_2 加权显像常被用于显示血液或囊液等。使用钆造影剂增强显像后,正常垂体信号显著增强。增强 MRI 主要用于发现垂体微腺瘤,了解海绵窦内部情况。

在 T_1 加权显像上,垂体瘤较周围正常组织信号低,而在 T_2 加权显像上信号加强。应注意垂体瘤大小、范围及周围组织结构受累情况。较大肿瘤中出现低信号区提示坏死或囊性变,出现高信号区提示出血。垂体微腺瘤常常较难被发现,若出现垂体不对称提示微腺瘤可能。

鞍区占位性病变通常在行头部 MRI 检查时偶然被发现,其中多数是垂体腺瘤。而 MRI 也可较好地分辨垂体腺瘤和其他颅内肿物,包括颅咽管瘤、脑膜瘤、囊肿和转移瘤等。

2.计算机断层扫描(CT)

CT 可用来显示骨质结构及骨质破坏情况,同时也可显示肿瘤(如颅咽管瘤、脑膜瘤等)的钙化。

(三)眼科检查

由于视交叉易受扩张的肿物压迫而产生相应症状,若患者鞍区占位性病变毗邻视交叉,则应进行视野评估、视觉检测等。

(四)病理检查

对经鼻蝶窦手术获取的肿瘤标本进行病理检查,可明确肿瘤类型及临床诊断,为进一步治疗提供依据。

六、诊断及鉴别诊断

垂体瘤的诊断依赖典型的临床表现、影像学及实验室检查发现。由于垂体腺瘤的治疗和预后与其他非垂体肿物截然不同,故鉴别诊断尤为重要。鞍区占位病变多是垂体腺瘤,如若 MRI 发现鞍区占位病变,诊断应首先考虑垂体腺瘤。

(一)垂体增大

妊娠可致催乳素细胞增殖,长期原发性甲状腺或性腺功能减退可分别致促甲状腺细胞及促性腺激素细胞增殖。异位 CHRH 或 CRH 分泌会导致生长激素细胞或促肾上腺皮质激素细胞增生。上述情况均可导致垂体增大。

(二)Rathke 囊肿

胚胎发育过程中,Rathke 囊闭锁障碍可导致 Rathke 囊肿的发生。其尸检检出率约 20%。患者通常没有症状,部分患者依囊肿位置及大小不同可出现不同程度的头痛及视力障碍,女性患者可出现闭经。垂体功能减退及脑水肿较少见。MRI 可鉴别垂体腺瘤和 Rathke 囊肿。

(三)颅咽管瘤

颅咽管瘤为鞍旁肿瘤,常发生在垂体柄附近,可向鞍上池扩展,具有局部侵袭特性,但很少发生恶变。肿瘤起源于 Rathke 囊残迹的鳞状上皮,一般较大,呈囊性,常有钙化。颅咽管瘤约占全部颅内肿瘤的 3%,常在儿童或青春期被诊断。患者主要表现为颅内压增高,可出现头痛、喷射性呕吐、视盘水肿和脑积水等,还可出现视神经萎缩、视野缺损、腺垂体功能减退症、尿崩症等。其中尿崩症往往是颅咽管瘤最早出现的特征,这与垂体腺瘤不同,可资鉴别。另外,颅咽管瘤在 MRI 上与正常垂体组织之间有界限,多数患者 CT 显像可出现特征性絮状或凸起的钙化,亦可同垂体瘤相鉴别。

(四)淋巴细胞性垂体炎

本病多见于妊娠和产后女性,其病因不明,可能与自身免疫因素有关。该病的特征为垂体弥漫性淋巴细胞或浆细胞浸润,可造成暂时或永久性的垂体功能减退。偶尔可出现孤立性垂体激素缺乏,提示可能存在选择性特定类型垂体细胞自身免疫病变。患者还可出现头痛、视野缺损、高催乳素血症等。MRI 显示垂体包块,常与垂体腺瘤难以区别。神经垂体高密度亮点消失,支持淋巴细胞性垂体炎的诊断。红细胞沉降率(ESR)常常加快。糖皮质激素治疗有效。

(五)脊索瘤

脊索瘤是一种起源于胚胎脊索的肿瘤,有局部侵袭性和转移性,进展迅速,常表现为斜坡骨质侵蚀,有时可有钙化。患者可出现头痛、视力障碍、垂体功能低下等。

(六)脑膜瘤

肿瘤通常界限清晰,体积较颅咽管瘤小。鞍上脑膜瘤可直接侵犯垂体,亦有报道称鞍旁脑膜瘤可合并功能性垂体腺瘤。部分患者可出现交叉综合征,表现为双眼视力下降,严重者甚至失明。另外,还可出现高催乳素血症、头痛、视力障碍等。鞍区脑膜瘤与无功能垂体腺瘤往往较难鉴别。MRI 上 T_1 加权显像显示,脑膜瘤为均一密度,比垂体组织密度低,增强扫描可显示明显强化。CT 可示硬脑膜钙化。

(七)神经胶质瘤

神经胶质瘤来源于视交叉或视束,常常波及视神经,导致失明。肿瘤主要发生于儿童,80% 在 10 岁以下。成人发病者肿瘤的侵袭性更强,约 1/3 伴有神经纤维瘤病。肿瘤可产生局部占位效应,包括视力障碍、间脑综合征、中枢性尿崩症、脑积水等。鞍内起源者罕见,但可引起高催乳素血症,应与催乳素瘤相鉴别。

(八)鞍旁动脉瘤

患者可表现为眼痛、频发头痛、突发脑神经麻痹等。由于鞍旁动脉瘤破裂出血可导致严重后果,故术前诊断尤为重要,垂体瘤患者应仔细排查有无鞍旁动脉瘤。诊断有赖于 MRI 和血管造影。

(九)下丘脑错构瘤

下丘脑错构瘤为神经元和神经胶质细胞非新生物样过度生长,可来源于星形胶质细胞、少突胶质细胞或分化不一的神经元。肿瘤可分泌下丘脑激素,包括 GnRH、GHRH 和 CRH 等,引起儿童性早熟、痴笑样癫痫、精神性运动迟缓、生长异常或肢端肥大症等。MRI 对错构瘤诊断价值有限。

(十)垂体转移癌

垂体肿瘤有时来源于其他部位肿瘤转移,常见的原发肿瘤包括乳腺癌、肺癌、胃肠道肿瘤等。垂体转移瘤约半数来源于乳腺癌。由于影像学较难区别垂体转移癌和垂体瘤,确诊需要术后病理检查。

七、治疗

垂体瘤的治疗目标是缓解局部压迫、维持正常垂体激素水平、保护正常垂体细胞功能、防止腺瘤复发。目前垂体瘤的治疗方法包括手术、放疗和药物治疗。应根据肿物性质、大小、局部压迫等情况综合判断,选择合适的治疗方案。

(一)手术治疗

除催乳素瘤外,手术治疗通常是垂体瘤的首选治疗方式。手术治疗的目标是降低过度分泌的激素水平、去除肿物对周围组织结构的压迫、预防肿瘤进一步增大、尽可能保护残余垂体内分泌功能。

(二)放射治疗

单用放射治疗很少能使肿瘤完全缓解,因此很少作为垂体肿瘤的首选治疗方式,主要作为手术及药物治疗的辅助治疗。主要指征包括顽固性激素过度分泌、垂体肿瘤切除不全、有手术禁忌或术后肿瘤复发可能性大者。复发的库欣病较适合放疗,尤其是年轻患者。而催乳素瘤一般药物治疗有效,很少使用放疗。放疗的起效时间一般较长,有时需数年。立体定位技术的使用已大大缩短了这一时间。立体定向放射是利用外部电离辐射束和立体定位系统,用高能放射线损伤或摧毁靶区域从而达到治疗目的,主要包括伽马刀、直线加速器和高能质子束。其中,伽马刀立体定向放射治疗最为常用。放疗的短期并发症主要包括一过性恶心、乏力、头痛、脱发等。50%～70%的患者后期可发生腺垂体功能减退,垂体后叶功能受损少见。放疗后应终身随访,并进行垂体前叶激素水平测定。

(三)药物治疗

根据垂体肿瘤类型选用不同的药物治疗。多巴胺受体激动剂作为催乳素瘤的主要治疗方法,可使 PRL 水平迅速下降,并可缩小肿瘤体积,还可用于肢端肥大症的治疗。常用多巴胺受体激动剂有溴隐亭、卡麦角林等。生长抑素类似物可抑制多种激素分泌,如 GH 和 TSH 等,目前已被用于治疗肢端肥大症和 TSH 分泌型肿瘤。另外,GH 受体拮抗剂(培维索孟)可阻断 GH 生物学作用,也可用于肢端肥大症的治疗。抑制类固醇生物合成的药物可用于库欣病的辅助治疗,如酮康唑、甲吡酮、米托坦等。米非司酮可拮抗皮质醇作用,也可用于库欣综合征的治疗。ACTH 瘤和无功能腺瘤一般对药物治疗无效,应选择手术和/或放疗。

八、预后

由于多数垂体瘤是良性肿瘤,生长缓慢,早期治疗可缩小肿瘤体积,缓解占位效应,并使激素水平得到恢复。患者常需终身随访及治疗。垂体瘤手术前视力受损严重者,术后恢复的可能性较小。无功能腺瘤的临床转归一般较好,垂体癌预后不佳。

第二节 催乳素瘤

催乳素瘤是最常见的功能性垂体肿瘤,约占所有垂体腺瘤的 40%,同时也是高催乳素血症最常见的病因。本病可发生于各个年龄阶段,多见于生育期女性,人群年发病率约为 3/10 万。

一、病因及病理生理

催乳素瘤的病因迄今不明。已知雌激素可刺激催乳素细胞增殖,妊娠期高雌激素水平可使约 30%的催乳素大腺瘤体积增大,但目前尚无明显证据显示雌激素(包括口服避孕药)与催乳素瘤的形成有关。抗精神病类药物可通过抑制多巴胺分泌使催乳素(prolactin,PRL)水平增高,但亦无证据表明该过程与催乳素瘤的形成有关。多发性内分泌腺肿瘤综合征(multiple endocrine neoplasia,MEN)是一种常染色体显性遗传病,约 20%的 MEN-1 患者出现催乳素微腺瘤,且比散发催乳素瘤更具侵袭性。恶性催乳素瘤罕见,可能与 *RAS* 基因突变有关。

催乳素瘤可分泌过量 PRL,导致高催乳素血症,PRL 与体内其他相关激素(如雌激素、孕酮、甲状腺激素、皮质醇和胰岛素等)协同作用,促进乳腺腺泡的生成及乳汁的分泌。高水平 PRL 可能抑制促性腺激素释放激素(gonadotropin releasing hormone,GnRH)的分泌,减少黄体生成素(luteinizing hormone,LH)和卵泡刺激素(follicle stimulating hormone,FSH)的释放,使女性患者卵巢颗粒细胞减少、黄体期缩短、FSH 及 LH 水平降低、雌激素分泌减少,造成女性性腺功能减退,导致月经不调、性功能障碍并最终闭经。对男性患者而言,GnRH 分泌受抑制,LH 和 FSH 水平降低,睾酮分泌减少,精子数量及存活率降低,导致男性性功能障碍。降低高 PRL 水平可改善男性性欲减退等症状,而睾酮替代治疗效果不明显,说明 GnRH 分泌受抑制是其可能机制。高催乳素血症导致性激素减少,可引起骨密度降低,造成骨质疏松。绝大多数催乳素瘤是良性肿瘤,其中约半数可对毗邻脑膜、骨骼或血管造成局部侵犯。若催乳素瘤出现远处转移,则为恶性肿瘤。催乳素微腺瘤主要见于绝经前女性,一般不侵犯蝶鞍旁区域,约5%的微腺瘤可发展为大腺瘤。催乳素大腺瘤可能对相邻组织造成局部侵犯,产生肿瘤的占位效应,更常见于男性及绝经后妇女,且大腺瘤可能继续长大。

二、临床表现

催乳素瘤的临床表现与患者年龄、性别、高催乳素血症持续时间及肿瘤大小密切相关,主要包括高催乳素血症和中枢神经系统受压相关症状及体征。

(一)高催乳素血症

无论催乳素瘤大小,患者均可出现高催乳素血症相关临床表现。

1.溢乳

约有 50% 的女性及 35% 的男性高催乳素血症患者出现溢乳,性别差异可能是由于高 PRL 水平对女性乳腺的催乳效应更明显所致。由于雌激素可促进 PRL 诱导的溢乳反应,所以溢乳在绝经前女性中更为常见。值得注意的是,肢端肥大症、乳腺肿瘤等疾病时有可能出现溢乳,应注意鉴别。

2.性腺功能障碍

高水平 PRL 可抑制 GnRH 释放,还可直接抑制卵巢和睾丸的功能。女性患者可出现初潮延迟、月经过少或过多、原发或继发性闭经及不孕。血清雌激素水平降低可引起性欲减退、阴道干涩及性交困难。应注意:口服避孕药可掩盖上述部分症状,停用避孕药时症状会再次出现。生育期女性患者常由于性腺功能障碍、溢乳等症状就诊,故可能较早发现催乳素瘤。男性患者出现性功能不全,可表现为性欲减低、阳痿、早泄、不育,而乳房发育者少见。1%~2%的男性性功能不全患者存在血催乳素水平增高。然而对男性患者而言,催乳素瘤起病时的症状常常较隐匿,多数患者直到发展为大腺瘤产生中枢神经系统症状时才被确诊。

3.骨密度降低

长期高催乳素血症时,性激素缺乏可致骨密度降低,发生骨质疏松。

(二)中枢神经系统受压

1.头痛

蝶鞍内压力改变会导致头痛。微腺瘤和大腺瘤头痛的发生率相似,严重而持续的头痛多见于大腺瘤。头痛的严重程度与 PRL 水平关系不大。

2.视交叉受压表现

较大或侵袭性肿瘤的症状和体征常常与视交叉受压有关,患者可出现单侧或双侧视野缺损、急性视力减退甚至失明。最常见双颞侧偏盲、双颞侧上方视野缺损、视觉锐度下降等。

3.脑神经受压表现

蝶鞍两侧海绵窦受侵可引起相应脑神经麻痹,出现复视、眼睑下垂、眼球运动障碍等相应症状。

4.其他中枢神经系统受压表现

颞叶受累可引起癫痫,但较少见。垂体柄受压时可能导致腺垂体功能减退。

三、实验室及特殊检查

(一)血清 PRL

由于血清 PRL 水平受许多因素影响,故应清晨空腹采血测定。若催乳素水平在正常上限 3 倍以下,应至少检测 2 次以确定有无高催乳素血症。正常女性血清 PRL 水平低于 20 $\mu g/L$,男性低于 15 $\mu g/L$。一般情况下,PRL 水平与肿瘤大小直接相关。如果 PRL > 200 $\mu g/L$,高度提示催乳素瘤可能;如果 PRL>300 $\mu g/L$,可诊断为催乳素大腺瘤。但是其他原因所致高 PRL 水平可与催乳素瘤存在交叉。如 PRL>200 $\mu g/L$ 可能存在催乳素瘤,也可能由药物(如利培酮等)引起;PRL<100 $\mu g/L$ 可能存在催乳素微腺瘤,也可能是垂体非 PRL 肿瘤压迫垂体柄,或生理性、医源性因素引起。因此,所有高催乳素血症患者都应行垂体 MRI 检查以排查有无催乳素瘤。另外应注意,当 PRL 水平远高于检测上限时,由于存在钩状效应(即当 PRL 浓度太高时,PRL 分别与固相抗体及酶标抗体相结合,而不再形成夹心复合物,从而使检测结果低于样品中实际含量),可能会造成假阴性的检查结果。

(二)垂体 MRI

催乳素微腺瘤在 T_1 加权相常表现为垂体内类圆形低密度影,必要时可进行增强扫描以发现微腺瘤。如果发现垂体柄移位或腺体不对称,也提示微腺瘤的存在。大腺瘤一般在 T_1 加权象中呈等信号,T_2 加权象中呈等或高信号,当瘤体内部出现坏死囊变或出血时,信号不均。大腺瘤常伴骨质破坏和/或海绵窦侵犯。

(三)垂体 CT

高分辨率 CT 可用于垂体瘤的诊断,诊断效能不如 MRI。但是 CT 可显示鞍底骨质破坏,MRI 则不能。

四、诊断及鉴别诊断

(一)诊断

应详细询问患者有无溢乳、月经初潮时间、月经是否规律、是否闭经、生育能力、性欲及性功能等,同时应询问能揭示肿瘤占位效应的相关症状或体征,如视野缺损、复视或视物模糊、头痛,是否存在脑脊液漏、尿崩症、脑水肿或腺垂体功能减退等。另外,应注意患者有无骨折病史。典型的临床表现,结合血清 PRL 水平升高及垂体影像学发现,诊断催乳素瘤应不难。催乳素瘤的诊断流程如下图 3-1 所示。

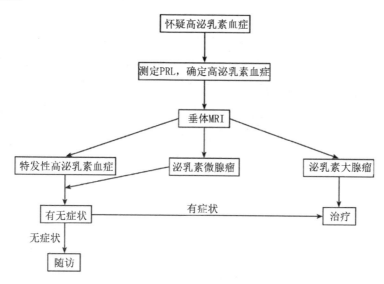

图 3-1 催乳素瘤诊断流程

(二)鉴别诊断

催乳素瘤的鉴别诊断主要是围绕高催乳素血症进行。高催乳素血症根据病因可分为以下 3 类。

1.生理性因素

妊娠、哺乳、运动、熟睡、性交、应激等均可引起高催乳素血症。除妊娠外,生理性因素导致的 PRL 升高一般低于 50 μg/L。手术等应激状态下,PRL 升高与应激程度相关,一旦应激解除,PRL 将恢复正常。

2.病理性因素

慢性肾功能不全患者,肾小球对 PRL 滤过率降低,可导致血清 PRL 中度升高,约 1/3 肾脏病患者存在高催乳素血症。甲状腺功能减退症患者中约有 20% PRL 水平轻度升高,系因 TRH 升高所致,TRH 除兴奋 TSH 外还可兴奋 PRL;也可能是因长期甲减或甲减治疗不充分,造成垂体增生,进而压迫垂体柄所致,此时补充甲状腺激素可降低 PRL 水平并使增生的垂体缩小。较大的非功能性垂体瘤、下丘脑肉芽肿性病变、颅咽管瘤、蝶鞍手术等因素使垂体柄受压或多巴胺神经元受损,造成到达催乳素细胞的多巴胺水平下降,均可导致高催乳素血症的发生,此时 PRL 水平一般为 20~100 μg/L,使用多巴胺受体激动剂可使 PRL 水平降低。特发性高催乳素血症病因不明,可能是由于下丘脑调节机能异常所致,其中有不到 10% 的患者可能存在较小的被影像学检查不能发现的催乳素微腺瘤。约 30% 特发性高催乳素血症患者可自行缓解,10%~15% PRL 水平进一步升高,其余 PRL 水平保持稳定。特发性高催乳素血症在排除生理性、药物性及其他病理性因素后,方可确立诊断。由于催乳素细胞与生长激素细胞存在一定同源性,约 50% 肢端肥大症患者存在高催乳素血症。另外,由于人体 GH 与 PRL 一样有催乳作用,故生长激素瘤患者的部分症状、体征可与催乳素瘤者重叠,应注意排除 GH 瘤或 PRL/GH 混合瘤。约 30% 多囊卵巢综合征患者存在高催乳素血症。其他垂体病变,如淋巴细胞性垂体炎、TSH 瘤等,亦可伴有高催乳素血症。

3.药物因素

许多药物可促进 PRL 分泌,如抗精神病药物可通过降低多巴胺水平或拮抗其作用导致 PRL 水平升高。其他如某些麻醉药、抗抑郁药、抗组胺药物等亦可导致高催乳素血症。大多数药物引起的高催乳素血症患者 PRL<150 μg/L。

值得注意的是,由于催乳素瘤可能与其他引起高催乳素血症的因素同时存在,故即使 PRL 水平轻度升高,也应进行垂体影像学检查。

五、治疗

催乳素微腺瘤的治疗目标是使血清 PRL 水平降至正常,恢复性腺功能。而催乳素大腺瘤者还应缩小肿瘤体积,防止肿瘤增大。由于催乳素微腺瘤很少发展成大腺瘤(不足 7%),故如果没有高催乳素血症相关临床表现,微腺瘤患者可以不予药物治疗,但应严密观察血清 PRL 及垂体 MRI 变化。

(一)药物治疗

无论瘤体大小,口服多巴胺受体激动剂是治疗催乳素瘤的主要药物。多巴胺受体激动剂能抑制 PRL 的合成与分泌,并能抑制催乳素细胞增殖,使血清PRL 水平恢复正常,纠正绝大部分女性患者月经不调、闭经等症状。值得注意的是,即使多巴胺受体激动剂能够降低患者 PRL 水平,也不能说明一定是催乳素瘤,因为该药物同样可使非催乳素分泌型肿瘤所致的高水平 PRL 降低。

目前,卡麦角林被推荐为治疗催乳素瘤的首选药物。卡麦角林是一种麦角衍生物,对催乳素细胞的 D_2 受体有高度亲和力,且药物在垂体组织中停留的时间较长。因此,卡麦角林的作用较强,且作用时间长,每周用药 1~2 次即可。卡麦角林使用几天后,头痛、视力障碍等肿瘤占位表现即可得到明显好转,数周后性功能可以得到改善。80%~90% 的催乳素大腺瘤患者在使用卡麦角林后,肿瘤体积缩小 50% 以上。对溴隐亭不敏感的患者换用卡麦角林可能有效。卡麦角林比溴隐亭不良反应小,患者的耐受性较好。但应注意,由于接受多巴胺受体激动剂治疗的女性患者妊娠可能性会增加,所以如果患者准备妊娠,则不建议使用卡麦角林,而应使用溴隐亭,因为溴隐亭为短效制剂,确定妊娠后可立即停药,避免对胎儿造成不良影响。

溴隐亭作为多巴胺受体激动剂已经有多年安全使用经验,且价格便宜,故临床较为常用。如前所述,溴隐亭更适合有妊娠需求的患者。80%~90% 的催乳素微腺瘤患者在使用溴隐亭后 PRL 水平恢复正常、肿瘤体积缩小、性功能恢复。约 2/3 的催乳素大腺瘤患者使用溴隐亭后肿瘤体积缩小 50% 以上。溴隐亭应从小剂量(每天 0.625~1.25 mg)开始,逐渐增加剂量。多数患者使用 5.0~7.5 mg/d即可获得良好效果。

多巴胺受体激动剂的不良反应有呕吐、鼻塞、口干、抑郁、失眠等,发生率较高。最严重的不良反应是直立性低血压,可导致意识丧失,但其发生率不高,小剂量起始、睡前随餐服药、避免活动等措施可降低直立性低血压的风险。

(二)手术治疗

由于经鼻蝶窦手术治疗催乳素瘤的长期治愈率不确切,且治疗后高催乳素血症复发率较高,故目前手术适应证只包括对多巴胺激动剂不敏感或不耐受者,以及大腺瘤伴明显视力视野损害而药物疗效差者。约有 30% 的催乳素大腺瘤能够成功切除,故手术治愈率较低。约 70% 接受手术治疗的催乳素微腺瘤患者可较早恢复 PRL 水平,但由于存在腺垂体功能减退及复发风险,故此类患者仍应首选药物治疗。药物治疗无明显疗效时,应在患者可耐受的情况下增加药物剂量。对溴隐亭抵抗者应尝试换成卡麦角林治疗,均无效者可考虑手术治疗。对于术后复发或侵袭性、恶性催乳素瘤,建议放射治疗。

(三)放射治疗

催乳素瘤患者很少需要放疗。放疗可控制和缩小催乳素瘤,并使血清 PRL 水平缓慢下降。约 1/3 患者 PRL 可恢复至正常水平。然而达到最佳疗效时间长达数年,有文献报道称需 20 年。放疗的不良反应较多,如腺垂体功能减退、颅神经损伤或再发肿瘤等,故放疗应用较少。

(四)妊娠期处理

正常垂体在妊娠期间会增大,催乳素瘤也可能会在此过程中增大。肿瘤增大可能会导致孕妇出现头痛、视野缺损等症状。多巴胺受体激动剂可恢复患者生育能力,若正常月经 3~4 个月甚至更长时间后出现停经,提示可能妊娠。确定妊娠后应立即停止用药,以尽可能减少药物对胎儿的影响。溴隐亭已安全应用多年,早期应用并未发现增加流产、早产、胎儿畸形等风险,故准备妊娠的患者应使用溴隐亭诱导正常月经周期,使用避孕工具 3 个月经周期后再考虑妊娠,证实妊娠后停用溴隐亭。应定期监测视野,尤其是大腺瘤患者应增加监测频率,如出现严重头痛、明显视野缺损等症状时可进行垂体 MRI 检查。如果出现视野缺损或肿瘤增大征象,可重新启动溴隐亭治疗。

六、预后

约 17% 的催乳素微腺瘤存在不同程度的体积增大,约 30% 的微腺瘤患者高催乳素血症可自行缓解。许多已进行规律药物治疗的患者在停药后,可获得长时间缓解,故用药治疗一段时间后可尝试停药,并定期监测患者的血清 PRL 及肿瘤增大情况。单用药物治疗的催乳素大腺瘤患者完全停药可能导致肿瘤再次增大。

第三节　生长激素瘤

生长激素瘤是垂体功能性肿瘤的一种。由于生长激素(growth hormone, GH)持续过量分泌,引起 IGF-1 水平升高,可导致巨人症及肢端肥大症的发生。

本病发病率较低,发病无明显性别差异。生长激素瘤以大腺瘤常见,常伴有局部浸润。恶性生长激素瘤罕见。本节主要介绍肢端肥大症。

一、病因及病理生理

绝大多数 GH 过度分泌是由生长激素瘤所致,占所有垂体肿瘤的 10%～15%。GH 分泌型肿瘤通常是混合瘤,可同时分泌多种激素。混合型 GH 细胞和 PRL 细胞腺瘤及嗜酸性粒细胞腺瘤可同时分泌 GH 和 PRL,其他可见分泌 ACTH、TSH 或糖蛋白激素 α 亚单位的混合腺瘤。异位 GHRH 分泌(如下丘脑、腹部、胸部的神经内分泌肿瘤)可导致生长激素细胞增生,有时发生腺瘤。有 35%～40% 生长激素瘤发生 Gsα 基因突变,造成 G 蛋白功能异常,从而使其对生长激素细胞 GTP 酶活性的抑制作用降低,使激素分泌增多并促进肿瘤的生长。生长激素瘤也可见于多发性内分泌腺肿瘤综合征 1 型(MEN-1),该综合征是一种常染色体显性遗传病,还包括甲状旁腺肿瘤、胰腺肿瘤等。

二、临床表现

生长激素瘤分泌过量 GH,发生于青春期前、骨骺尚未融合者引起巨人症,发生于青春期后、骨骺已融合者导致肢端肥大症。

肢端肥大症的发生率无明显性别差异。本病起病缓慢,症状复杂,故临床诊断常常可延迟长达 10 年甚至更长。生长激素瘤的临床表现主要包括 GH 和 IGF-1 分泌过多造成的外周症状及肿瘤对中枢神经系统造成的占位效应。

(一)GH 和 IGF-1 分泌过多

肢端肥大症患者的特征性改变主要累及面部、手部及脚部。软组织肿胀导致面容粗糙、鼻子增大、巨舌。骨质过度生长导致前额突出、枕骨隆突增大、下颌前突变宽、牙间距增宽。手、脚骨质及软组织生长导致手脚增大,患者可能描述戒指变紧、鞋码增大。喉部软组织及鼻旁窦增大可导致声音洪亮、低沉。由于软骨和滑膜增生,约 75% 的患者合并有关节炎,可累及肩、肘、髋、膝、踝及腰骶关节等,出现关节肿胀、僵硬、变形、神经压迫,造成关节疼痛。脊椎骨质增生可使脊柱后凸,形成驼背。约半数患者出现腕管综合征。肢端肥大症还可影响神经肌肉系统,导致对称性周围神经病变和近端肌病。患者可出现肢端感觉异常,近端肌肉乏力、易疲劳。其他常见临床表现包括多汗(>80%)、皮肤油腻、头痛、黑棘皮病、皮赘、雷诺现象等。

与对照人群相比,肢端肥大症患者的全因病死率增加 3 倍。心脑血管疾病、糖尿病、呼吸系统疾病和恶性肿瘤是导致患者死亡的主要病因,约 60% 的患者死于心脏病。在肢端肥大症患者中,高血压的发病率为 25%～30%。无论患者有无高血压,左心室肥厚常见。15%～20% 的患者可有冠心病或充血性心力衰竭。如果患者已存在心脏疾病,即使药物治疗后心功能得到改善,病死率仍较高。由于 GH 可拮抗胰岛素的作用,多数患者出现糖耐量异常,糖尿病发病率为 20%～25%。若手术或药物使 GH 水平降低,糖尿病病情可迅速得到改善。约 60% 的患者出现睡眠呼吸暂停,可能原因是口、鼻、咽喉等部位软组织肿胀导致气道阻塞,也可能是由于 GH 和 IGF-1 水平过高导致中枢性睡眠障碍所致。目前,尚无明显证据表明肢端肥大症与恶性肿瘤之间存在相关性,但有研究显示,肢端肥大症患者结肠息肉和结肠恶性肿瘤的患病风险可能增加。

(二)肿瘤的占位效应

肿瘤压迫垂体柄,使下丘脑多巴胺通路受阻,导致催乳素水平增高。约 30% 的患者出现高催乳素血症,有时 PRL 水平可达到 100 μg/L 甚至更高。患者可能出现溢乳、性腺功能减退等症状。另外,由于 GH 与 PRL 一样有催乳作用,即使 PRL 正常也可能存在溢乳。肿瘤压迫周围正常垂体组织,造成垂体功能低下,可能引起甲状腺功能减退、肾上腺皮质功能减退等。根据肿瘤位置、大小及生长方式不同,患者还可能出现头痛、视野缺损及其他中枢神经系统症状。

婴儿期或儿童早期生长激素瘤可引起巨人症。除以上表现外,巨人症患者还可表现为生长过快,骨龄延迟,身高明显高于同龄人平均水平。如果儿童的身高超过同龄人平均身高的 3 个标准差,应注意排查有无巨人症。

三、实验室及特殊检查

(一)IGF-1

血清 IGF-1 水平与 24 小时 GH 分泌量和疾病活动程度密切相关,故可用于肢端肥大症的筛查及疗效评估。IGF-1 水平的衡量必须与年龄和性别匹配,其测定不受是否空腹等因素影响,可在一天的任意时刻进行。但应注意一些情况可能会影响 IGF-1 水平。妊娠期间,由于胎盘产生大量有生物活性的 GH 分子,IGF-1 会假阳性升高。肝脏或肾脏衰竭、营养不良、糖尿病和口服雌激素等,可以使 IGF-1 水平降低,出现假阴性结果。

(二)葡萄糖抑制试验

由于正常人 GH 呈脉冲式分泌且有昼夜节律,加之 GH 的半衰期很短(大约只有 20 分钟),正常人血清 GH 水平波动范围很大。因此,单次随机 GH 测定并不能用于肢端肥大症的诊断,也与疾病的严重程度不相关,其应用价值有限。活动期肢端肥大症患者血清 GH 水平升高并且不被高血糖抑制,因此,GH 瘤主要通过葡萄糖负荷后血清 GH 水平是否被抑制至正常判断。测定基础 GH 水平后,进行 100 g 葡萄糖抑制试验,并在 120 分钟内每隔 30 分钟抽血检测 GH。一般认为,若 GH 不能被抑制在 1 ng/mL 以下,则可以诊断为肢端肥大症。近年来,随着更加敏感的 GH 检测方法的应用,新近指南推荐该诊断点降低为 0.4 ng/mL。

(三)垂体 MRI

在肢端肥大症确诊后,应进行垂体 MRI 检查以明确有无垂体肿瘤。MRI 可以显示垂体瘤的位置、大小,以及鞍上区域或海绵窦等的受累情况。肢端肥大症患者确诊时大腺瘤更为常见。

(四)PRL

约有 30% 的肢端肥大症患者同时伴有 PRL 水平升高。除肿瘤压迫垂体柄外,患者出现高催乳素血症的另外一个原因可能是存在 GH 和 PRL 混合瘤,故所有患者均应进行 PRL 测定。

(五)其他

由于可能存在继发性甲状腺功能减退、肾上腺皮质功能减退、高甘油三酯血症、高钙血症、高尿酸血症等,可进行相应检测。

四、诊断及鉴别诊断

依据典型临床表现,结合 IGF-1、葡萄糖抑制试验及影像学检查结果,可以做出生长激素瘤的诊断。由于肢端肥大症可造成患者发生外貌改变及代谢性疾病,增加患者病死率,故早期诊断尤为重要。肢端肥大症临床表现复杂,有以下病症者应疑及是否存在肢端肥大症:新发糖尿病、广泛关节痛、新发或难以控制的高血压、心脏病(包括心室肥大、舒张或收缩功能障碍)、疲劳、头痛、腕管综合征、睡眠呼吸暂停综合征、多汗、视力下降、结肠息肉、进行性下颌咬合不正。

生长激素瘤的鉴别诊断主要围绕肢端肥大症进行。绝大多数肢端肥大症患者由生长激素瘤所致,偶尔需要考虑垂体外原因。由于涉及治疗方案的选择,故鉴别诊断尤为重要。如果垂体 MRI 显示蝶鞍增大但未发现明显肿瘤,怀疑肢端肥大症时应进行 GHRH 测定,必要时进行胸片及腹部平片检查,以了解是否存在异位 GHRH 分泌型肿瘤,如支气管类癌等。周围型 GHRH 分泌型肿瘤患者血浆 GHRH 水平升高,而生长激素瘤患者 GHRH 水平正常或降低。但应注意,下丘脑性 GHRH 分泌型肿瘤血浆 GHRH 不升高,可能原因是 GHRH 分泌至垂体门脉系统而不进入体循环。若 GH 和 IGF-1 正常,但出现肢端肥大症的临床表现,应考虑垂体腺瘤梗死及分泌生长激素的细胞功能耗竭所致,患者常继发空泡蝶鞍。如果排除垂体及垂体外肿瘤,应考虑 McCune-Albright 综合征。该综合征主要包括骨纤维异常增殖、甲状腺功能亢进、皮质醇增多、肢端肥大症、性早熟等,较为罕见。一般而言,GH 与 IGF-1 相关性较好,但大约 30% 的患者,GH 与 IGF-1 水平并不匹配。其中最常见的情况是 IGF-1 升高,而 GH 在正常水平,这可能提示疾病的早期阶段,使用更加敏感的检测方法可能会发现 GH 升高。若 OGTT 时 GH 升高,而 IGF-1 正常,则可能是由于年龄和性别影响、应激、检验方法未标化等原因导致,应注意鉴别。

五、治疗

生长激素瘤的治疗目标包括:①将 GH、IGF-1 水平控制在正常范围内;②消除或缩小肿瘤并防止复发;③消除或减轻临床症状及合并症;④尽可能保留垂体内分泌功能并对已有腺垂体功能减退患者进行相应靶腺激素替代治疗。高水平 GH 是患者病死率增加的主要原因,治疗应紧密围绕降低 GH 而进行。生长激素瘤的主要治疗方式有手术、药物和放射治疗。

(一)手术治疗

无论是生长激素微腺瘤或是大腺瘤,手术切除肿瘤是首选治疗方法,可以长期有效控制肿瘤,并使相关的生化指标正常化。经鼻蝶窦手术安全有效,与传统开颅手术相比,并发症更少,病死率更低,有经验的外科医师可使约 80% 的微腺瘤患者血清 GH 水平降低到 2.5 ng/mL 以下。如果此时葡萄糖抑制试验检查 GH 被抑制到 1 ng/mL 以下,IGF-1 恢复正常,则患者的病死率也会降低到正常水平。大腺瘤的手术治愈率<30%,患者 GH 水平通常也会降低。如果手术成功,软组织肿胀和代谢功能异常会在术后迅速得到改善,GH 水平会在术后 1 小时内下降,IGF-1 水平在 3～4 天内恢复正常,肿瘤的压迫症状也会得到缓解。手术并发症主要包括垂体功能低下、尿崩症、脑脊液漏、脑出血、脑膜炎等。垂体功能低下的患者可能需要终身激素替代治疗。

(二)药物治疗

常用药物包括生长抑素受体配基、多巴胺受体激动剂以及 GH 受体拮抗剂,主要用于术后疾病未缓解患者的辅助治疗。对于预期手术不能完全切除的大腺瘤且无肿瘤压迫症状的患者、因手术风险太高而不适合手术的患者也可以首选药物治疗,其中,生长抑素类似物是药物治疗的首选。

1.生长抑素类似物

生长激素细胞表达 SSTR2 和 SSTR5 受体,生长抑素类似物可与这 2 种受体结合而发挥治疗作用。奥曲肽作为一种八肽生长抑素类似物,在肢端肥大症的治疗中有许多优点。它对 GH 的抑制能力是天然生长抑素的 45 倍,拮抗胰岛素的能力是其 1.3 倍。另外,由于奥曲肽难以被降解酶降解,其在体内半衰期约为 2 小时。奥曲肽治疗的有效性与肿瘤大小、治疗前 GH 水平、给药频率和总药量等因素有关。长效奥曲肽和兰瑞肽几乎能使所有患者 GH 与 IGF-1 水平降低,有 50%～60% 的患者 IGF-1 会恢复正常。约半数患者肿瘤会有轻度减小。70% 的患者在治疗数天后头痛及软组织肿胀迅速缓解,多数患者心功能、睡眠呼吸暂停等也会逐渐得到改善。在 GH 与 IGF-1 恢复正常的患者中,有 10%～20% 的患者在停药后可持续缓解数年。多数患者对生长抑素类似物耐受良好。主要不良反应包括一过性腹泻、恶心、胃肠胀气、轻度吸收不良等。另外,胆结石发病率也会增加,但极少发生胆囊炎或需要胆囊手术治疗。不同的生长抑素类似物具有不同的给药方式及给药频率:奥曲肽常用剂量,50～500 μg,每天3次,皮下注射;长效奥曲肽制剂 LAR,可每月 1 次,20～30 mg,肌内注射;兰瑞肽每10 天或 14 天 1 次,30mg,肌内注射。

2.多巴胺受体激动剂

多巴胺受体激动剂可抑制 1/3 肢端肥大症患者 GH 的过度分泌,但通常需要较大剂量,如溴隐亭,每天≥20 mg。虽然药物可降低 GH 和 IGF-1 水平,但只有 10%～20% 的患者恢复正常,其疗效有限,且大剂量时,药物不良反应较为明显。多巴胺受体激动剂可与生长抑素类似物联合应用。

3.GH 受体拮抗剂

GH 受体拮抗剂培维索孟可阻断 GH 的外周作用,使 90% 以上患者血清 IGF-1 恢复正常,但其对生长激素瘤本身并无作用。虽然目前 GH 受体拮抗剂主要用于对其他治疗反应不佳的患者,但由于其生物有效性及临床效果较好,已被越来越多地用于较小腺瘤的初始治疗。

(三)放疗

由于放疗后 GH 恢复至正常水平需较长时间(5～10 年),其间患者仍须服用药物降低 GH 水平,且放疗后垂体功能减退和其他并发症的发病率较高,故不推荐作为初始治疗。经鼻蝶窦手术或药物治疗后,若 GH 水平仍较高,或肿物效应仍较明显,以及残存肿瘤、复发肿瘤,可行放疗。对药物不耐受或长期治疗依从性较差者,也可以选择放疗。最近研究显示,高能量立体定位技术可能会提高疗效。

六、预后

在患者 GH 及 IGF-1 恢复正常以前,应至少每 3 个月复查 1 次,之后每半年复查 1 次。如果患者生化恢复正常且无肿瘤组织残留,可每 1～2 年进行 1 次垂体 MRI 检查。约 10% 的患者会在成功手术数年后复发。如前所述,与正常人相比,肢端肥大症患者的全因病死率增加 3 倍。如果 GH 水平未被控制,肢端肥大症患者平均寿命较同年龄对照组人群缩短 10 年;若手术或药物治疗将 GH 控制到 2.5 $\mu g/L$ 以下,则可以显著降低病死率。

第四节　垂体意外瘤

垂体意外瘤(pituitary incidentaloma,PI)是指无明显垂体疾病症状或体征的患者,因其他原因行脑部影像学检查时意外发现的垂体病变。由于病史或体格检查不完备而漏诊的可疑垂体疾病,不属于垂体意外瘤。垂体意外瘤主要为垂体腺瘤,其他可为垂体囊性病变等少见疾病。尸检显示,垂体意外瘤的发病率为 1.5%～31.1%,平均为 10.6%。本病成人多见,发病无明显性别差异。多数垂体意外瘤为无功能微腺瘤,大腺瘤发病率<0.5%。大多数垂体意外瘤体积不会随时间而出现明显改变,少数可能缩小或增大。实性大腺瘤继续增大的可能性较大。垂体意外瘤发生垂体卒中和视野缺损的概率很低,但若肿瘤体积在短期内迅速增大,则上述并发症发生率增大。垂体恶性肿瘤罕见。

一、临床表现及实验室检查

绝大多数垂体意外瘤患者无明显症状。如发现垂体意外瘤,应从以下几个方面对患者进行初始评估。

(一)垂体激素

1.垂体激素过度分泌

绝大多数垂体意外瘤是无功能腺瘤,但有约 18% 的意外瘤可分泌激素。功能性垂体意外瘤可分泌催乳素（PRL）、生长激素（GH）、促肾上腺皮质激素（ACTH）、促性腺激素（LH、FSH）、促甲状腺激素（TSH）等。根据激素类型不同，临床特征各异。由于显性库欣病、肢端肥大症和 PRL 瘤的病死率增加，故应进行相应激素检查以全面评估患者病情。PRL 分泌型垂体意外瘤较为常见。其他类型腺瘤压迫垂体柄或某些药物作用亦可引起患者 PRL 水平轻中度升高，且使用多巴胺受体激动剂后腺瘤仍可能继续增大，故应注意鉴别并随访观察。GH 分泌型垂体意外瘤亦较常见，可表现隐匿而无明显肢端肥大症特点。GH 分泌型腺瘤主要依靠手术治疗，且 GH 分泌型垂体微腺瘤有手术治愈可能，故对垂体意外瘤患者应常规检查 IGF-1，以排查有无 GH 分泌型腺瘤存在，避免延误手术。由于亚临床库欣综合征患者糖尿病、高血压、肥胖等发生率升高，且日后仍可能发展为临床库欣综合征，故如怀疑 ACTH 分泌型肿瘤，应行隔夜小剂量地塞米松抑制试验并密切随访。TSH、LH 和 FSH 分泌型垂体瘤极为罕见。

2.腺垂体功能减退

常见于垂体大腺瘤患者，可表现为单一、多种或全垂体激素缺乏。据现有为数不多的资料显示，在垂体意外瘤引起的腺垂体功能减退患者中，性腺轴激素缺乏占 30%，肾上腺轴激素缺乏占 18%，甲状腺轴激素缺乏占 28%，生长激素轴激素缺乏占 8%。除垂体卒中等少数情况外，激素缺乏呈渐进性发展，早期常因症状不典型而漏诊。所有垂体意外瘤患者，无论有无症状都应进行相应实验室检查以评估有无垂体功能减退，如检测甲状腺功能、LH/FSH、IGF-1、清晨血皮质醇、睾酮等。

（二）垂体影像学检查

虽然 CT 和 MRI 对于垂体大腺瘤的诊断效能相似，但 MRI 增强扫描对发现垂体微腺瘤更有优势，故推荐对所有患者行 MRI 检查。

（三）视野检查

由于垂体窝毗邻视交叉，故垂体腺瘤尤其是大腺瘤向上侵犯容易压迫视交叉。视野缺损呈进行性发展，最初可表现为双颞侧上方视野缺损，不易被患者察觉；随着肿瘤的增大，逐渐进展为双颞侧下方视野缺损、双颞侧偏盲等，患者亦可感觉中央视觉锐度下降。故若垂体磁共振显示垂体意外瘤毗邻或压迫视神经或视交叉，应进行视野检查。

二、诊断及鉴别诊断

详见垂体瘤相关内容。

三、治疗

(一)非手术治疗

由于绝大多数垂体意外瘤不会进展导致视觉障碍等严重情况,故无手术指征时可以进行保守非手术处理。在激素分泌型垂体意外瘤中,催乳素瘤首选多巴胺受体激动剂治疗。其他类型垂体意外瘤压迫垂体柄造成症状性高催乳素血症时,也可使用多巴胺受体激动剂治疗。大腺瘤患者在初始评估后 6 个月应复查垂体 MRI,若肿瘤大小无明显改变,则连续 3 年每年复查;微腺瘤患者应在初始评估后 1 年复查,若肿瘤大小无明显改变,则以后 3 年内每隔 1～2 年复查。如肿瘤未增大,3 年后可适当降低复查频率。由于大腺瘤患者发生腺垂体功能减退的风险较高,故应每年复查垂体及靶腺激素。而微腺瘤较少发生垂体激素缺乏,故不需常规随访。

(二)手术治疗

手术指征:①垂体意外瘤导致视野缺损、眼肌麻痹或其他视神经受压表现;②垂体 MRI 显示垂体意外瘤毗邻或压迫视神经或视交叉;③垂体卒中伴视觉障碍;④除催乳素瘤外的其他分泌型垂体意外瘤。

除此之外,若患者发生以下情况,也可考虑手术治疗:①肿瘤明显增大;②内分泌功能丧失;③准备妊娠的妇女,肿瘤接近视交叉;④无法缓解的头痛。

由于目前垂体意外瘤研究证据较少,故临床医师应综合考虑患者病情、权威指南推荐等以做出合理的临床决策。

第五节　腺垂体功能减退症

腺垂体功能减退症指由不同病因引起腺垂体全部或大部分受损,导致 1 种或多种腺垂体激素分泌不足或绝对缺乏所致的临床综合征。腺垂体功能减退症是临床上较常见的内分泌疾病,其病因和临床表现多种多样。发生在成年人的腺垂体功能减退症又称西蒙病。妇女因产后大出血引起腺垂体缺血性坏死所致的腺垂体功能减退症由英国医师 Sheehan(1953)最先报道,称为希恩综合征(Sheehan syndrome),其临床表现最为典型。严重的病例可在某些诱因促发下,或因治疗不当而诱发垂体危象。该病发病年龄以 21～40 岁最为多见,亦可发生于儿童期。本章主要介绍成人腺垂体功能减退症。

一、病因与发病机制

腺垂体功能减退症是一种多病因的疾病。按照发病部位不同,一般将由腺垂体本身病变引起者称为原发性,将由下丘脑、中枢神经系统病变及垂体门脉系统受损等导致的各种释放激素分泌不足引起者称为继发性。常见的病因为垂体瘤及产后垂体缺血性坏死。在发达国家,Sheehan 综合征发生率较低,仅占垂体功能低下患者的 5%;在发展中国家,过去 Sheehan 综合征较为多见,近年来由于医疗水平的提高,在城市中该病因所引起者已减少,但在农村和偏远地区仍非少见。目前,垂体瘤是造成腺垂体功能减退症的最常见病因,约占该病的 50%。

(一)垂体、下丘脑等附近肿瘤

体积较大的腺瘤常压迫正常垂体组织,或压迫到垂体柄而妨碍垂体正常组织的血液供应,或影响下丘脑释放或抑制激素的分泌而造成腺垂体功能减退,如巨大的垂体瘤、颅咽管瘤、脑膜瘤、松果体瘤、下丘脑、视交叉附近的胶质瘤、错构瘤等。转移癌、白血病、淋巴瘤、组织细胞增多症引起的本症少见。部分患者的垂体肿瘤切除后,其腺垂体功能减退症状可以恢复,但如病程较长,正常垂体组织已发生不可逆变化,则不可恢复。由垂体肿瘤发生急性出血导致垂体卒中而引起的功能减退也不少见。成人最常见者为垂体腺瘤,其造成的腺垂体功能减退症常同时伴有肿瘤分泌的激素水平升高及其相应靶腺器官功能亢进的表现。

(二)产后腺垂体萎缩及坏死

常由与分娩相关的产后大出血(胎盘滞留、前置胎盘)、产褥感染、羊水栓塞或感染性休克等病因引起,垂体血管痉挛或发生弥散性血管内凝血(disseminated intravascular coagulation,DIC),继而垂体门脉系统缺血而导致垂体坏死。病变发生的病理基础目前认为仍然与妊娠时的生理改变相关。在妊娠时,雌激素刺激垂体分泌催乳素增加,垂体明显增生肥大,较孕前增长 2～3 倍。增生肥大的垂体受蝶鞍骨性限制,在急性缺血肿胀时极易损伤,加以垂体门脉血管无交叉重叠,缺血时不易建立侧支循环,因此当发生分娩大出血,供应垂体前叶及垂体柄的动脉发生痉挛而闭塞,使垂体门脉系统缺血而导致垂体坏死萎缩。另一种观点认为,垂体坏死的发生与 DIC 有关,子痫、羊水栓塞、胎盘早期剥离、产褥热等都可以引起弥散性血管内凝血。由于神经垂体的血流供应不依赖门脉系统,故产后出血所引起者一般不伴有神经垂体坏死。腺垂体缺血性坏死也可发生于有血管病变的糖尿病或妊娠期糖尿病患者,其他血管病变如结缔组织病、镰形细胞性贫血、颞动脉炎、海绵窦栓塞、颈动脉瘤等亦可引起本病。

(三)手术、创伤或放射性损伤

严重颅脑外伤可直接损伤到垂体组织或造成垂体柄断裂,引起腺垂体功能减退,同时累及神经垂体而并发尿崩症。手术切除,如垂体瘤术后等发生的急性垂体前叶功能减退往往由于垂体或垂体柄损伤所致。垂体瘤放疗或鼻咽癌等颅底及颈部放疗后均可引起本症。在放疗若干年后,部分患者可出现垂体功能减退。文献报道,垂体手术加放疗 5 年内垂体功能减退的发生率高达 67.55%。本病也可见于电离辐射 10 年后,可能由门脉血管炎所致。近年来,随着显微外科、立体定向外科技术的发展,放疗中垂体正常组织受损的机会明显降低,垂体功能减退症的发生率以及严重性也有明显改善。

(四)感染和浸润性疾病

各种病毒性、结核性、化脓性脑膜炎、脑膜脑炎、流行性出血热、病毒、真菌、梅毒等均可直接破坏腺垂体或影响下丘脑引起下丘脑-垂体损伤而导致功能减退。结节病、组织细胞增多症、嗜酸性肉芽肿病、白血病、血色病以及各种脂质累积病甚至转移性肿瘤(较常见的有乳癌和肺癌),侵犯到下丘脑和脑垂体前叶也可引起腺垂体功能减退。

(五)自身免疫性疾病

自 1962 年首次报道淋巴细胞性垂体炎以来,已有近百例此类病例,好发于女性,男女比例约为 1:7,多发生于妊娠期或产后,是一种自身免疫性疾病,也可伴有其他内分泌腺体的自身免疫性损伤(如甲状腺炎、肾上腺炎、卵巢炎、睾丸炎、萎缩性胃炎、淋巴细胞性甲状旁腺炎等)。病变垂体有大量淋巴细胞和浆细胞浸润,偶见淋巴滤泡形成,初有垂体肿大,继而纤维化和萎缩等。其临床表现类似垂体肿瘤。

(六)遗传性(先天性)腺垂体功能减退

临床报道较罕见,主要有 2 种。一种是由于调节垂体发育的基因突变或缺失导致垂体先天性发育不良。在腺垂体的胚胎发育中,由于同源框转录因子突变导致 1 种或多种垂体分泌的激素异常。*PIT1* 基因显性突变引起生长激素(GH)、催乳素(PRL)、促甲状腺激素(TSH)缺乏,*POUF1* 的突变可致严重的腺垂体功能减退。另一种是由于先天性下丘脑、垂体或其附近的脑组织畸形累及垂体所致,其特点是有新生儿低血糖,出生时矮小,鞍鼻,外生殖器小,伴多种垂体前叶激素缺失,完全性 GH 缺如,可伴视神经发育不全,下丘脑垂体发育异常等。

(七)特发性腺垂体功能减退症

确切病因尚不明确,可能是由于某种自身免疫现象引起,有些患者具有遗传背景。发病多与营养、心理、精神和环境因素有关。

(八)其他

一些血管病变亦可累及垂体前叶,如广泛性动脉硬化、糖尿病性血管病变可引起垂体缺血坏死,颞动脉炎、海绵窦血栓常导致垂体缺血,引起垂体梗死。

二、临床表现

本病的临床症状可分为与病因有关的表现和腺垂体功能减退的表现。本病患者如未获得及时诊断和治疗,发展至后期容易在各种诱因的促发下发生垂体危象。

(一)与病因有关的临床表现

因原发疾病不同,临床表现多变。Sheehan 综合征病例有难产而产后大出血、休克或其他感染等并发症。产后患者极度虚弱,无乳汁分泌,可有低血糖症状,产后全身状态恢复差,无月经来潮。

垂体内或其附近肿瘤引起者可出现压迫症群,症状随被压迫的组织机能损伤情况而定。最常见为头痛和视神经交叉受压引起的视野缺损。X 线示蝶鞍扩大,床突被侵蚀与钙化点等病变,有时可出现颅内压增高的症群。病变累及下丘脑时可出现下丘脑综合征,如厌食或多食,睡眠节律改变,体温异常等。垂体瘤或垂体柄受损,门脉阻断时,由于多巴胺作用减弱,PRL 分泌增多,女性呈乳溢、闭经与不育,男性诉阳痿。

其他由手术、感染、创伤等引起者各有其相关病史及表现。

(二)腺垂体功能减退的表现

腺垂体功能减退的临床表现取决于患者的发病年龄、性别、腺垂体组织的毁坏程度、各种垂体激素减退的速度及相应靶腺萎缩的程度。一般认为,腺垂体组织毁坏 50% 以下时,可无任何临床表现;破坏 75% 时,症状明显;达 95% 以上时,则出现完全性、持续性严重的腺垂体功能减退表现。但上述关系并非绝对。

腺垂体激素分泌不足的表现大多是逐步出现,催乳素(PRL)和生长激素(GH)是最易累及的激素,其次为促性腺激素(LH 和 FSH)及促甲状腺激素(TSH)。促肾上腺皮质激素(ACTH)缺乏较少见。以 Sheehan 综合征为例,最早是 PRL 分泌不足而出现产后无乳、乳房萎缩,以及 GH 分泌不足出现乏力、低血糖。这是因为 PRL 和 GH 不经过靶腺,而是直接作用于器官组织的缘故。继之,LH 和 FSH 分泌不足,出现闭经、不育、性欲减退、乳房及生殖器官萎缩等。最后,往往于若干年后才出现 TSH 和 ACTH 分泌不足的症状。ACTH 明显不足时可危及生命,而促性腺激素不足不易引起人们的注意。因此,相当一部分轻症患者仅表现为疲乏无力、体力衰退、胃纳减退、月经少、产后无乳等不易引人注意的症状,若干年后因应激诱发危象而就诊。

1.促性腺激素和催乳素分泌不足综合征

女性患者产后无乳,乳腺萎缩,长期闭经与不育为本病的特征。毛发常脱落,尤以腋毛、阴毛为明显,眉毛稀少或脱落。女性生殖器萎缩,宫体缩小,会阴部和阴部黏膜萎缩,常伴阴道炎。男性胡须稀少,伴阳痿,睾丸松软缩小,体力衰弱,易于疲乏,精神不振等症状。性欲减退或消失,如发生在青春期前可有第二性征发育不全。雌激素不足还会导致骨质疏松,并增加冠状动脉疾病的危险性。雄激素不足使肌肉萎缩、无力。

2.促甲状腺激素分泌不足综合征

属继发性甲状腺功能减退,临床表现常较原发性甲状腺功能减退症轻,患者常诉畏寒、乏力、皮肤干燥而粗糙、苍黄、弹性差、少光泽、少汗等,但出现典型的黏液性水肿者较少。较重病例可有食欲减退、便秘、反应迟钝、表情淡漠、记忆力减退等。部分患者可出现精神异常,表现为幻觉、妄想、木僵或躁狂,严重者可发生精神分裂症等。

3.促肾上腺皮质激素分泌不足综合征

促肾上腺皮质激素分泌不足主要影响糖皮质激素,表现为继发性皮质醇分泌不足,而盐皮质激素醛固酮所受影响较小。早期或轻症患者的症状往往不明显。患者常见症状有极度疲乏,体力软弱,有时食欲缺乏、恶心、呕吐、体重减轻、脉搏细弱、血压低、体质孱弱。患者的机体免疫力、防御和监护系统功能较差,易发生感染。重症病例有低血糖症发作,对外源性胰岛素的敏感性增加。肤色变浅,面容及乳晕等处苍白,是由于促肾上腺皮质激素-促脂素(ACTH-βLPH)中黑色素细胞刺激素(MSH)分泌减少所致,与原发性肾上腺皮质功能减退症的皮肤色素沉着迥然不同。

4.GH 不足综合征

本病患者生长激素缺乏在儿童可引起生长障碍,表现为矮小症;成人生长激素不足,由于没有特征性临床表现,过去一直未受到应有的重视。垂体腺瘤及其手术和放射治疗,及其他原因所导垂体功能减退,生长激素是最易累及的激素,许多患者甚至在垂体其他激素分泌减少不是很明显时,实际上已伴有垂体 GH 的缺乏。生长激素不足表现为身体组分的改变,包括肌肉组织异常减少,肌肉张力和运动能力常常减弱,以及腹部脂肪组织增加,引起腰围/臀围比率增加;骨密度尤其是小梁骨减少;血总胆固醇,低密度脂蛋白胆固醇水平升高;心理和行为异常;成年人纤溶酶原活性抑制剂(PAI-1)的活性增加和血纤维蛋白原升高,从而增加动脉血栓形成的概率;患者心血管疾病的发生率增高,寿命缩短。

(三)垂体危象

腺垂体功能减退危象多发生在较严重的病例。由于机体对各种刺激的应激能力下降,各种应激,如感染、劳累、腹泻、呕吐、失水、饥饿、受寒、停药、创伤、手术、麻醉、及服用镇静安眠类药物、降血糖药物等常可诱发垂体危象及昏迷。

临床上可分以下几种类型:①低血糖性昏迷:最常见,在糖皮质激素和生长激素同时缺乏的患者更易发生。其原因可能是自发性的,即由于进食过少引起,或由于胰岛素所诱发。②感染性昏迷:本病患者由于机体抵抗力低下,易于发生感染,且感染后易于发生休克、昏迷。体温可高达 40 ℃以上,脉搏往往不相应地增加,血压降低。③低体温性昏迷:此类危象常发生于冬季,起病缓慢,逐渐进入昏迷,体温很低,可在 26～30 ℃。④水中毒性昏迷:由于患者缺乏皮质醇,利尿功能减退,常因摄入水过多发生,细胞外液呈低渗状态,引起细胞内水分过多,细胞代谢和功能发生障碍。患者表现为淡漠、嗜睡、恶心、呕吐、精神紊乱、抽搐,最后陷入昏迷。⑤低钠性昏迷:因胃肠紊乱、手术、感染等所致钠丢失而机体无法代偿,患者可出现周围循环衰竭,昏迷等。⑥镇静、麻醉药物性昏迷:本病患者对镇静、麻醉剂甚为敏感,一般常用剂量即可使患者陷入昏睡,甚至昏迷。⑦垂体卒中:由垂体肿瘤急性出血所致,起病急,患者突发严重头痛、颈项强直、眩晕、呕吐,很快陷入昏迷。临床上往往呈混合型,表现为精神失常、谵妄、高热或低温、恶心、呕吐、低血糖症群、低体温、低血压、昏厥、昏迷和惊厥等一系列症状。

三、实验室检查

下丘脑、垂体与靶腺激素测定有助于了解内分泌功能,兴奋试验进一步明确相应靶腺激素的储备及反应性,可帮助判断病变部位在下丘脑或垂体。

(一)下丘脑-垂体-性腺轴功能检查

女性需测定血促卵泡激素（FSH）、黄体生成激素（LH）及雌二醇（E2），男性测定血 FSH、LH 和睾酮（T）。由于 FSH 和 LH 都是脉冲式分泌的，所以单次测定并不能反映垂体的功能状态。临床上性腺功能低下的患者，如女性检测其 E2 水平低下，男性 T 水平降低，但 FSH 和 LH 水平在正常范围或偏低，则提示垂体储备能力降低。黄体生成激素释放激素（LHRH）兴奋试验有助于定位诊断，方法为静脉注射 LHRH $100\sim200~\mu g$ 后于 0、30、45、60 分钟分别抽血测 FSH、LH，在 $30\sim45$ 分钟时出现分泌高峰为正常。如反应较弱或高峰延迟出现，提示病变位于下丘脑；如对 LHRH 无反应，则提示病变部位在腺垂体。

(二)下丘脑-垂体-甲状腺轴功能检查

激素测定包括 TSH、T_3、T_4、FT_3、FT_4，由于此病是垂体 TSH 减少引起 T_3、T_4、FT_3、FT_4 水平低下，可与原发性甲状腺功能减退相区别，后者 TSH 增高。疑为下丘脑病变所致时，需做促甲状腺释放激素（TRH）兴奋试验进行鉴别。

(三)下丘脑-垂体-肾上腺皮质轴功能检查

24 小时尿游离皮质醇及血皮质醇均低于正常时，血 ACTH 仍在正常范围或降低。24 小时尿游离皮质醇测定优于单次血清皮质醇测定。CRH 兴奋试验有助于判断病变部位。静脉注射 CRH $1~\mu g/kg$ 后，垂体分泌 ACTH 功能正常者，15 分钟 ACTH 可达高峰；ACTH 分泌功能减退患者，反应减退或无反应。

(四)GH 测定

80% 以上的腺垂体功能减退患者 GH 储备降低。由于正常人 GH 的分泌呈脉冲式，有昼夜节律，且受年龄、饥饿、运动等因素的影响，故一次性测定血清 GH 水平并不能反映 GH 的储备能力。血清 IGF-1 浓度亦是反映生长激素水平的有价值指标。胰岛素、精氨酸、L-多巴等兴奋试验有助于评估垂体的储备能力。为确诊有无成人生长激素缺乏，应行 2 项 GH 兴奋试验，其中胰岛素低血糖试验虽最为可靠，但需谨慎进行，尤其是对于严重腺垂体功能减退症患者、60 岁以上且存在心、脑血管潜在疾病的患者不宜采用。进一步行生长激素释放激素（GHRH）兴奋试验有助于明确病变部位。

(五)PRL 测定

垂体组织破坏性病变时血清 PRL 水平降低，而下丘脑疾病由于丧失多巴胺对 PRL 的抑制，PRL 很少降低，反而是升高的，因而 PRL 的测定往往对病变的定位有帮助。TRH 及甲氧氯普胺兴奋试验可判断垂体分泌 PRL 储备能力。

此外,本病患者生化检查常可发现低血糖,血钠、血氯常偏低,血钾大多正常。血常规检查多呈正常细胞正常色素型贫血,少数患者为巨幼红细胞型,一般为 $3\times10^{12}/L\sim4\times10^{12}/L$,白细胞总数偏低,分类计数中淋巴细胞及嗜酸性粒细胞常偏高。

四、影像学检查

高分辨率 CT 或 MRI(必要时进行增强)是首选方法。蝶鞍的头颅 X 线和视野测定提示有无肿瘤存在。无高分辨率 CT 或 MRI 时,可采用蝶鞍多分层摄片。怀疑鞍旁血管异常或血管瘤时可行脑血管造影。

五、诊断与鉴别诊断

本病诊断包括病因确定和对内分泌功能状态的评价,主要根据临床表现结合实验室功能检测和影像学检查,但须与以下疾病鉴别。

(一)神经性厌食

好发于年轻女性,表现为厌食、对体形观念异常,患者消瘦、乏力、畏寒,常伴有抑郁、固执,并出现性功能减退,闭经或月经稀少,第二性征发育差,乳腺萎缩,阴毛、腋毛稀少等症状。实验室检查除性腺功能减退(促性腺激素和性激素下降)较明显外,其余的垂体功能基本正常。

(二)多靶腺功能减退

患者由于多个垂体激素的靶腺出现功能低下易与本症混淆。如 Schimidt 综合征患者,常有皮肤色素加深及黏液性水肿。但本症患者往往皮肤苍白,黏液性水肿罕见。实验室检查发现垂体激素水平升高有助于鉴别。

此外,本病在临床上还需注意与原发性甲状腺功能减退症、慢性肾上腺皮质功能减退症以及一些慢性消耗性疾病相鉴别。本病误诊的原因往往是只注意到本病的某一较突出的症状,而忽略了整体病情的全面考虑。尤其是部分患者因应激发生垂体危象昏迷而首次就诊,易被误诊为脑血管意外、脑膜炎、心源性疾病等。临床上遇到原因不明的昏迷患者,应考虑腺垂体功能减退的可能,进行详细的病史询问和全面的体检。

六、治疗

积极行病因治疗,如为颅内肿瘤,可行手术切除或放射治疗;因感染引起者,选用有效安全的抗生素治疗。防治产后大出血及产褥热等均可防止本病的发生。近年来,在积极推广妇幼卫生和围生期保健的基础上,发病率已显著下降。垂体瘤手术、放疗中也须注意预防此症。

(一)营养及护理

患者以高热量、高蛋白质及富含维生素的膳食为宜,饮食中适量注意钠、钾、氯的补充。尽量预防感染、劳累等应激刺激。若严重贫血,可给予输血,加强支持治疗。

(二)激素替代治疗

本病一经诊断,需马上开始进行激素替代治疗。理论上以选择腺垂体激素最为合理,但此类激素属肽类,不易补充,且价格昂贵,长期应用易产生相应抗体而失效,故目前本病仍以靶腺激素替代治疗为主。根据检查结果,在了解患者肾上腺皮质、甲状腺和性腺激素水平减退情况的基础上,选择相应的激素替代治疗。由于替代激素的药代动力学与自身分泌的激素特性之间存在差异,以及各种病因的病理生理情况不同,要求替代激素的选择和给药方法必须个体化。临床上多为混合型,因此大多应用多种靶腺激素生理性剂量联合替代治疗。

1.补充糖皮质激素

糖皮质激素是需要首先补充的激素,尤其是应优先于甲状腺激素,以免诱发肾上腺危象。首选氢化可的松,亦可选用可的松、泼尼松等(需经肝脏转化为氢化可的松)。剂量应个体化,一般所需剂量为氢化可的松每天 12.5～37.5 mg,或泼尼松每天 2.5～7.5 mg,服用方法模仿生理分泌的时间,以每天上午 8 时服全日量 2/3、下午 2 时服 1/3 较为合理。注意剂量需随病情而调节,当有感染、创伤等应激时,应加大剂量。根据应激刺激的大小,临时增加剂量,轻度应激(如感冒、轻度外伤等)原口服剂量加倍;中度应激(如中等手术、较重创伤等)增用氢化可的松 100 mg/d,静脉滴注,分 2～3 次给药;重度应激(大手术、严重感染和重度外伤等)增用氢化可的松 200～400 mg/d,分 3～4 次静脉滴注。应激消除后在数天内逐渐递减至平时剂量。

在皮质激素替代治疗过程中,需要定期监测患者的体重指数、腰围、血压、血糖、血电解质及血脂水平,警惕皮质激素过量引起代谢紊乱。疗效的判定主要根据临床表现评估。测定血浆 ACTH、皮质醇和尿游离皮质醇对疗效评估无意义。

2.补充甲状腺激素

该激素的补充须从小剂量开始逐渐增加剂量,以免起始剂量过大而加重肾上腺皮质负担,诱发危象。可用干甲状腺片,从每天 10～20 mg 开始,数周内逐渐增加到 60～120 mg,分次口服。如用 L-T$_4$,开始每天 25 μg,每 1～2 周增加 25 μg 直至每天用量 75～100 μg。对老年、心脏功能欠佳者,如初始应用大量甲状腺激素,可诱发心绞痛。对同时伴有肾上腺皮质功能减退者,应用甲状腺激素宜慎重,最好同时补充小量糖皮质激素及甲状腺激素。应强调的是,本病与原发性甲状腺功能减退治疗有所不同,应先补充肾上腺皮质激素,然后再用甲状腺激素或 2 种药物同时使用,这对于低体温的患者尤为重要。若单用甲状腺激素,可加重肾上腺皮质功能不全,甚至诱发垂体危象。当遇有严寒或病情加重时,应适当增加甲状腺激素用量,同时也要相应调整皮质激素用量,以免导致肾上腺皮质功能不全。监测血清 FT$_3$、FT$_4$ 水平调节剂量,使 FT$_4$ 水平在正常值范围的上半部分,TSH 水平对继发性甲状腺功能减退判断替代治疗剂量是否合适没有帮助。

3.补充性激素

育龄期妇女可采用人工月经周期治疗,己烯雌酚 0.5～1 mg 或炔雌醇每天口服 0.02～0.05 mg,连续服用 25 天,在最后 5 天(第 21～25 天),每天加用甲羟孕酮(安宫黄体酮)4～8 mg 口服,或每天加黄体酮 10 mg 肌内注射,共 5 天。停药 1 周。在停用黄体酮后,患者可出现撤退性子宫出血。现亦有多种固定配方的雌孕激素制剂便于患者使用。雌孕激素周期使用可维持第二性征和性功能。如患者有生育要求,可用人绝经期促性素(HMG)或绒毛膜促性素(HCG)以促进生育。如为下丘脑疾病引起者,还可用 LHRH(以微泵做脉冲式给药)促进排卵。男性患者用雄性激素补充,有益于促进第二性征发育,改善性欲,增强体力。常用十一酸睾酮胶囊(如安特尔)口服,通常起始剂量每天 120～160 mg,连续服用 2～3 周,然后服用维持剂量,每天 40～120 mg,根据个体反应适当调整剂量。亦有针剂十一酸睾酮注射液(如思特珑),每月 1 次,肌内注射 250 mg。

4.补充 GH

补充 GH 过去一直未受到应有的重视,近 10 余年来,对于腺垂体功能减退症患者进行生长激素治疗有相当多的文献报道。1996 年,美国 FDA 已正式批准基因重组人生长激素(recombinant human growth hormone,rhGH)用于治疗成人生长激素缺乏症(adult growth hormone deficiency,AGHD)。但至今 GH 替代治疗剂量尚无统一的标准,具有高度个体化的特点。rhGH 能提高患者的生活质量、显著改善骨密度、降低心血管疾病的危险,但是否会导致肿瘤复发及恶性肿瘤的发生目前尚存争议。

(三)病因治疗

病因治疗包括垂体瘤手术切除或放疗等,详见有关章节。

(四)垂体危象处理

去除诱因,适当加强营养,注意保暖,避免应激刺激,纠正水和电解质紊乱。对于可疑病例慎用或禁用巴比妥类安眠药、氯丙嗪等中枢神经抑制药、吗啡等麻醉剂,尽可能限制胰岛素和口服降糖药的使用。

1.补液

周围循环衰竭患者需及时补充生理盐水,对于低血糖患者需快速静脉注射50%葡萄糖溶液40~60 mL,继以10%葡萄糖生理盐水静脉滴注。液体中加入氢化可的松,每天100~200 mg,或用地塞米松注射液做静脉或肌内注射,亦可加入液体内滴入。

2.低温或高热

低温者须注意保暖。可用热水浴疗法,或用电热毯等使患者体温逐渐回升至35 ℃以上,并给予小剂量甲状腺激素(需注意与糖皮质激素同用)。高热者用物理降温,并及时去除诱因,药物降温需慎用。

3.水中毒

可口服泼尼松 10~25 mg,或可的松 50~100 mg,或氢化可的松 40~80 mg,每 6 小时 1 次。不能口服者可补充氢化可的松 50~200 mg(或地塞米松 1~5 mg),缓慢静脉注射。

七、预后

极重症患者可因产后大出血休克或重度感染而死亡;轻症患者可带病生活数 10 年,但体质虚弱,体力明显下降,由于表现不明显,易延误诊断。经确诊并予以适当治疗者可维持较好的生活质量。

第六节 尿 崩 症

尿崩症是由于抗利尿激素(antidiuretic hormone,ADH)分泌和释放不足,或肾远曲小管、集合管上皮细胞对 ADH 失去反应所导致的以多尿、低比重尿和低渗尿为特征的临床综合征。由于下丘脑-神经垂体病变导致 ADH 分泌不足者称为中枢性尿崩症(central diabetes insipidus,CDI),由于肾脏病变导致 ADH 受体不敏感或受体后信息传导障碍者称为肾性尿崩症(nephrogenicdiabetes insipidus,NDI)。

一、发病机制

抗利尿激素也称为精氨酸加压素(argininevasopressin,AVP),是自由水排泄的主要决定因素。抗利尿激素由下丘脑的视上核及室旁核合成,然后经由核神经元的轴突向下延伸进入垂体后叶,并以囊泡形式存储到神经垂体束末梢中,在血浆渗透压升高等刺激下,神经冲动下传至神经垂体的神经末梢,囊泡以胞吐方式将 AVP 释放到血循环中发挥抗利尿作用。

研究表明,视上核与室旁核合成的最初产物为 AVP 的前体分子(AVP-NPⅡ),包括信号肽、AVP 序列、神经垂体后叶素转运蛋白Ⅱ(neurophysinⅡ,NPⅡ)序列,以及一个由 39 个氨基酸残基组成的多肽。信号肽在信号肽酶作用下从前体裂解下来后,AVP 和 NPⅡ结合形成分泌颗粒沿着轴突向垂体后叶运输。AVP 和 NPⅡ基因异常可导致产生变异型 AVP-NPⅡ蛋白,变异型 AVP-NPⅡ蛋白生物活性下降,而且不被正常降解而具有毒性,可导致细胞死亡。AVP 和 NPⅡ基因异常为常染色体显性遗传,其引起的尿崩症属中枢性尿崩症之一。

AVP 的受体是一类 G 蛋白偶联受体,根据其结构和功能情况,分为 V1、V2 受体,V1 受体主要分布于血管和垂体 ACTH 细胞,介导血管收缩,促进 ACTH 释放;V2 受体主要分布于肾小管,参与调节体内水代谢。抗利尿激素与肾脏远曲小管和集合管细胞膜上的 V2 受体结合后,使 Gs 蛋白与腺苷酸环化酶耦联,导致细胞内的 cAMP 增加,从而激活蛋白激酶 A。蛋白激酶 A 活化水通道蛋白 2(aquaporin-2,AQP-2),使其附着在管腔膜上,形成水通道,使水分顺着渗透压差从管腔进入渗透压较高的肾间质中,从而保留水分,浓缩尿液。当抗利尿激素缺乏时,管腔膜上的水通道蛋白可在细胞膜的衣被凹陷处集中,后者形成吞饮小泡进入胞浆,导致管腔膜上的水通道消失,对水再吸收作用消失。近年来发现,肾小管上皮细胞膜上至少存在 5 种水通道蛋白,其中水通道蛋白 2(AQP-2)基因突变导致 AQP-2 生成减少或活性下降是肾性尿崩症的主要原因之一,其他水通道蛋白突变也可能导致肾性尿崩症。

AVP 分泌的调节:①血浆渗透压感受性调节:动物研究显示,下丘脑前部的终板血管器(OVLT)和穹隆下器细胞是主要的渗透压感受器。渗透压感受器以阈值或调定点形式控制 AVP 分泌。当禁水或失水时,血浆渗透压在调定点以上时,渗透压感受器细胞内水分外移,细胞脱水,导致神经冲动传导至视上核和室旁核,引起 AVP 释放及血浆 AVP 上升,使肾脏重吸收水增多,尿量减少,体液平衡得以维持或恢复。②容量或血压感受性调节:冠状动脉、主动脉、颈动脉窦和心房中存在压力感受器,血容量或血压发生剧烈变化时,压力感受器受刺激,发出神经冲动经由迷走神经和舌咽神经投射到下丘脑,从而促进 AVP 合成和释放,使血管收缩,产生升压作用。妊娠期,血压或血容量大幅度降低时,容量感受器调定点可下降。③化学感受性调节:颈动脉体存在化学感受器,当血氧分压低于 8.0 kPa(60 mmHg)或二氧化碳分压升高时,化学感受器兴奋,神经冲动传入下丘脑,促进 AVP 释放增加。④神经介质和药物调节:下丘脑乙酰胆碱、组织胺、缓激肽、去甲肾上腺素、前列腺素、血管紧张素 Ⅱ 等神经介质和神经肽调节 AVP 合成分泌,同时尼古丁、吗啡、长春新碱、环磷酰胺、氯贝丁酯、氯磺丙脲、氯丙嗪、苯妥英钠及一些三环类抗惊厥药和抗抑郁药也可影响 AVP 释放。⑤糖皮质激素具有拮抗 AVP 的作用,其增高 AVP 释放渗透压阈值。此外,糖皮质激素也能直接作用于肾小管,降低水的通透性,促进水的排泄。因此,尿崩症患者若合并糖皮质激素缺乏,则尿量减少,在糖皮质激素替代治疗后,尿量增多,症状加重。

综上所述,当某种原因导致下丘脑视上核、室旁核合成分泌 AVP 和 NPⅡ 减少或异常,或视上核、室旁核的神经元到垂体后叶的轴突通路受损以及垂体后叶受损时便引起中枢性尿崩症。而肾脏 AVP 受体或水通道蛋白作用减少引起肾性尿崩症。

二、病因

(一)中枢性尿崩症

中枢性尿崩症是指各种病因导致的下丘脑视上核和室旁核 AVP 合成、分泌与释放受损,具体病因如下。

1.特发性中枢性尿崩症

无明确病因的中枢性尿崩症定义为特发性尿崩症。现研究发现,特发性尿崩症患者血循环中存在针对下丘脑神经核团的自身抗体,导致下丘脑视上核及室旁核细胞功能损伤,Nissil 颗粒耗尽,AVP 合成释放减少。采用针对 AVP 分泌细胞的抗体进行免疫组化染色和成像技术研究发现,特发性尿崩症发病率占中枢性尿崩症的 30% 左右。淋巴细胞性垂体炎患者存在针对 AVP 分泌细胞的抗体,可归为特发性尿崩症。

2.继发性中枢性尿崩症

肿瘤、手术和外伤是导致下丘脑垂体后叶损害的常见原因。其中肿瘤所致的中枢性尿崩症约占25%,常见肿瘤包括颅咽管瘤、生殖细胞瘤、松果体瘤和垂体瘤等。手术导致的尿崩症占中枢性尿崩症发病率的20%左右,经蝶手术腺瘤切除术术后发生中枢性尿崩症概率为10%~20%,而传统开颅手术切除大腺瘤术后中枢性尿崩症发病率为60%~80%,但其中大部分为一过性中枢性尿崩症。如手术造成正中隆突以上的垂体柄受损,则可导致永久性中枢性尿崩症。头部外伤或蛛网膜下腔出血导致的尿崩症约占中枢性尿崩症的15%,其他引起中枢性尿崩症的原因包括肉芽肿、结节病、组织细胞增多症、脑炎、结核、梅毒、动脉瘤、淋巴瘤等。

3.遗传性中枢性尿崩症

约10%的中枢性尿崩症为家族遗传性尿崩症,可为X连锁隐性、常染色体显性或常染色体隐性遗传。研究表明,染色体20p13上的 *AVP-NPⅡ* 基因突变可导致AVP-NPⅡ变异蛋白产生,其对AVP神经元细胞具有毒性并破坏神经元。此外,编码wolframin四聚体蛋白的 *WFS1* 基因突变也可引起中枢性尿崩症。Wolframin作为一种新型的内质网钙通道蛋白,存在于胰岛β细胞和下丘脑视上核和室旁核神经元中。*WFS1* 基因突变导致的尿崩症可以是Wolfram综合征或称DIDMOAD(diabetes insipidus-diabetes mellitus-opticatrophy-deafness)综合征的一部分,其临床表现包括尿崩症、糖尿病、视神经萎缩和耳聋,极为罕见。*AVP* 前体基因突变,*AVP* 载体蛋白基因突变可产生无活性AVP,也可导致中枢性尿崩症。

(二)肾性尿崩症

肾性尿崩症病因有遗传性和获得性2种。

1.遗传性肾性尿崩症

约90%遗传性肾性尿崩症与X染色体 *q28V2* 受体基因突变有关,由于为X性连锁隐性遗传,大多患者为男性。女性携带者通常无症状,少数携带者尿渗透压下降。迄今为止,超过200个V2受体突变位点被报道。另外,10%遗传性肾性尿崩症是由于染色体12q13编码 *AQP-2* 的基因突变所致,可为常染色体隐性或显性遗传。

2.继发性肾性尿崩症

多种疾病导致的肾小管损害可导致肾性尿崩症,如多囊肾、阻塞性尿路疾病、镰状细胞性贫血、肾淀粉样变、慢性肾盂肾炎、干燥综合征、骨髓瘤等。代谢紊乱如低钾血症、高钙血症也可致肾性尿崩症。多种药物可导致肾性尿崩症,如锂盐、地美环素、两性霉素 B、西多福韦、庆大霉素、诺氟沙星、奥利司他等。其中,用于治疗精神性疾病的锂盐可导致尿素转运蛋白和 AQP-2 减少,是最多见的引起肾性尿崩症的药物。

(三)妊娠性尿崩症

妇女妊娠时,血容量增加 1.4 倍,血浆渗透压降低 8～10 mmol/L,妊娠期分泌更多抗利尿激素,但胎盘会产生氨肽酶,这种酶水平第 10 周可增高,第 22～24 周达高峰。氨肽酶可降解 AVP 和催产素,由于 AVP 降解增多,患者出现尿崩症症状,从妊娠中晚期开始有多尿、口渴,直至妊娠终止。有人认为此类患者未妊娠时即有很轻的中枢性尿崩症,每天尿量为 2.0～2.5 L,妊娠时尿量可增加至 5～6 L/d。

三、临床表现

尿崩症的主要症状是多尿,同时伴有烦渴与多饮。一般起病缓慢,也有突然起病者。患者每天尿量多为 2.5～20 L,超过 20 L 的较少,同时夜尿显著增多。患者尿比重多在 1.001～1.005,不超过 1.010。多数患者因口渴中枢完整,除了因饮水、小便次数多、夜尿增多影响生活质量外,可正常生活。长期多尿可导致膀胱容量增大,因此排尿次数有所减少。若患者因呕吐、意识丧失、短期内断绝饮水供应或口渴障碍不能充分补充水分,可导致脱水和严重高钠血症,进一步损伤中枢神经系统,引发昏迷、癫痫、颅内出血等严重后果。

不同病因所致的尿崩症有不同的临床特点。遗传性中枢及肾性尿崩症常幼年起病,表现为尿布更换频繁,喝奶增加,若治疗不及时,饮水量不充分,可出现脱水及高钠血症,严重者可出现高渗性脑病,表现为呕吐、发热、呼吸困难、抽搐,重者昏迷死亡。如能幸存,多存在智力和体格发育迟缓,成年后多尿症状可减轻。

肿瘤导致的中枢性尿崩症有头痛、视野缺损等占位效应,若影响到下丘脑可产生睡眠障碍、体温改变、进食增加等下丘脑综合征表现。生殖细胞瘤可有性早熟。若压迫腺垂体可出现激素分泌低下表现,如畏寒、食欲缺乏、乏力等;若合并糖皮质激素或甲状腺激素缺乏,则多尿症状减轻,使用上述激素替代后,多尿症状可加重。

下丘脑或垂体部位的手术、肿瘤及炎症等,导致中枢性尿崩症同时可能损伤下丘脑渴感中枢。由于渴感障碍,中枢性尿崩症患者不能及时摄入足够水分,极易导致严重脱水和高钠血症。慢性高钠血症可出现淡漠、嗜睡、抽搐等。肿瘤还可能同时破坏下丘脑渗透压感受器,若强制摄入大量水分,可导致水中毒和低钠血症,出现头痛、恶心、呕吐、精神错乱、惊厥、昏迷以至死亡。

颅脑手术或外伤性中枢性尿崩症可为一过性尿崩症、永久性尿崩症或典型三相变化:多尿-抗利尿-多尿。第 1 期多尿是由于垂体柄阻断,AVP 运输障碍,可在术后头 2 天发生,维持 1 天至数天。第 2 期抗利尿期是由于储存在神经垂体中的 AVP 释放入血,患者尿量减少,可维持 1~2 天。由于储存神经垂体的 AVP 分泌不受渗透压感受器调控,若此期大量输液可能会导致水中毒。第 3 期多尿期在储存 AVP 释放完毕后出现。多数三相性尿崩症在手术损伤导致的下丘脑垂体柄出血控制、炎性水肿消退后可恢复正常。少数患者由于手术导致视上核-神经束损毁,AVP 分泌细胞坏死、萎缩,转为永久性尿崩症。

尿崩症患者合并妊娠时,由于糖皮质激素分泌增加,拮抗 AVP 作用,可使尿崩症的病情加重,分娩后尿崩症病情减轻。妊娠尿崩症多在妊娠中晚期出现多尿、低比重尿、烦渴、多饮、恶心、乏力等症状,主要由于氨肽酶分泌在中晚期更明显。

部分患者症状较轻,每天尿量在 2.5 L 左右,如限制水分致严重脱水时,尿比重可达 1.010~1.016,尿渗透压可超过血浆渗透压,达 $290\sim600$ mOsmL/$(kg \cdot H_2O)$,称为部分性尿崩症。

甲状腺功能低下时,尿溶质的排泄减少,也可使多尿症状减轻。

四、实验室和辅助检查

(一)实验室检查

1.尿液检查

尿量超过 2.5 L,可达 10 L 以上,中枢性尿崩症比重常在 1.005 以下,肾性尿崩症尿比重在 1.010 以下。部分性尿崩症患者尿比重有时可达 1.016。

2.血、尿渗透压测定

患者血渗透压正常或稍高[血渗透压正常值为 $290\sim310$ mOsmL/$(kg \cdot H_2O)$],中枢性尿崩症尿渗透压多低于 200 mOsmL/$(kg \cdot H_2O)$,尿渗透压/血渗透压比值<1.5。肾性尿崩症尿渗透压多低于 300 mOsmL/$(kg \cdot H_2O)$,尿渗透压/血渗透压比值<1.0,但严重脱水或部分性尿崩症患者可正常。

3.血生化检查

中枢性尿崩症患者严重脱水可导致血钠增高,尿素氮、肌酐升高。继发于肾脏疾病的肾性尿崩症也可出现尿素氮、肌酐、胱抑素升高或酸碱平衡障碍。

4.血浆 AVP 测定(放射免疫法)

正常人血浆 AVP(随意饮水)为 2.3～7.4 pmol/L,禁水后可明显升高。中枢性尿崩症患者 AVP 水平下降,禁水后无明显变化。肾性尿崩症患者 AVP 水平增高,禁水时可进一步升高。由于血浆 AVP 不稳定,且大多与血小板结合,致测定准确度不高。现推荐测定 copeptin 反映 AVP 水平。copeptin 来源于 AVP 前体,前血管升压素原。由于血浆 copeptin 稳定,故测定准确度高、敏感性好。

5.AVP 抗体和抗 AVP 细胞抗体测定

有助于特发性尿崩症的诊断。

(二)禁水-加压素试验

禁水-加压素试验是尿崩症的确诊试验。试验原理为禁饮时血容量下降,血浆渗透压升高,刺激下丘脑 AVP 合成及垂体后叶释放 AVP 增加,使肾脏水重吸收增加,尿量减少,尿渗透压、尿比重升高,而血浆渗透压和血容量保持稳定。尿崩症患者因 AVP 缺乏或受体后通道障碍导致禁饮时远端肾小管对水分的重吸收障碍,尿量不减少,尿渗透压、尿比重没有明显升高。禁水试验可鉴别尿崩症与精神性烦渴多饮;阴性者,皮下注射血管升压素,可鉴别中枢性或肾性尿崩症。

试验方法:试验前先测体重、血压、心率、血尿渗透压。试验后不能喝水和进食,禁饮时间视患者多尿程度而定,一般试验前晚 20～22 时开始禁水,尿量>10 000 mL/24 h者,可于清晨 0 时或 2 时开始禁饮。禁饮开始后每小时留尿,测尿量、比重和尿渗透压,同时测体重和血压,当尿渗透压(或尿比重)达到平顶,即继续禁饮不再增加尿量时,此时再抽血测血渗透压、尿渗透压,然后皮下注射血管升压素 5 U,注射后仍继续每小时留尿,测尿量、尿比重、尿渗透压共 2 次,停止试验。禁水总时间 8～18 小时不等,但如患者排尿量甚多,虽禁饮不到 18 小时,体重已较原来下降 3%～5%或血压明显下降,也应停止试验。

临床意义:正常人不出现明显的脱水症状,禁饮以后尿量明显减少,尿比重>1.020,尿渗透压一般>800 mOsm/L。精神性烦渴,禁饮前尿比重低,尿渗透压<血渗透压,但禁饮-加压素反应如正常人。完全性中枢性尿崩症患者禁水后尿量仍多,尿比重多数<1.010,尿渗透压<血渗透压,部分性中枢性尿崩症患者尿比重有时可>1.010,但<1.016,尿渗透压>血渗透压。注射血管升压素后,部分性尿崩症患者尿渗透压增加达注射前的 10%～50%,完全性尿崩症增加 50%以上。肾性尿崩症患者注射血管升压素后尿量不减少,尿比重、渗透压不增加。

(三)高渗盐水试验

正常人静脉滴注高渗盐水(2.5%~3.0%氯化钠注射液)后,血浆渗透压升高,AVP分泌增多,尿量减少,尿比重增加。中枢性尿崩症患者滴注高渗盐水后尿量不减少,尿比重不增加,注射加压素后,尿量明显减少,尿比重明显升高。肾性尿崩症则尿量减少。试验过程中注意血压监测,高血压和心脏病患者慎行此项检查。

(四)其他检查

继发性尿崩症需确立病因或原发病。考虑继发性中枢性尿崩症需要进行颅脑和垂体MRI、CT或X线检查。MRI对颅内肿瘤、感染、血管性病变都有很好的鉴别能力,而且可以发现垂体容积、垂体柄状态、垂体后叶高信号区变化。垂体后叶高信号区消失是中枢性尿崩症的特征性变化,有助于中枢性尿崩症诊断。继发性肾性尿崩症需要进行肾脏B超、CT,肾脏ECT,血气分析等检查。考虑肾淀粉变时可行肾脏病理检查。

针对*AVP*(包括*AVP-NP Ⅱ*)基因、*AVP*受体基因、*AQP-2*基因等突变分析,可明确部分遗传性尿崩症的分子机制。对X连锁的隐性遗传携带者胎儿进行基因检测有助于早期发现患儿,及时治疗,避免夭折。

五、诊断和鉴别诊断

(一)诊断

典型的尿崩症诊断不难,根据临床表现和禁水加压素试验及血尿渗透压测定多可明确诊断。尿崩症诊断成立后,应进一步确立中枢性或肾性,确立尿崩症的病因或原发疾病,确立为部分性尿崩症或完全性尿崩症。其中,禁水-加压素试验是确定诊断、鉴别中枢性尿崩症和肾性尿崩症,区分部分性或完全性的关键。

(二)鉴别诊断

尿崩症应与下列以多尿为主要表现的疾病相鉴别。

1.精神性烦渴

精神性烦渴可出现类似尿崩症症状,如烦渴、多饮、多尿与低比重尿等,但AVP并不缺乏,禁水-加压素试验正常。如果发现患者上述症状与精神因素相关,并伴有其他神经官能症状,可排除尿崩症。

2.糖尿病

糖尿病有多尿、烦渴症状,但血糖升高,尿糖阳性,容易鉴别。

3.慢性肾脏疾病

慢性肾脏疾病可影响肾脏浓缩功能而引起多尿、口渴等症状，同时也可引起AVPV2受体和AQP-2合成障碍导致肾性尿崩症，主要鉴别有赖于禁水-加压素试验。

4.干燥综合征

除明显口干、多饮、多尿外，同时合并眼干和其他外分泌腺及腺体外其他器官的受累而出现多系统损害的症状，其血清中有多种自身抗体和高免疫球蛋白血症，免疫学检查有助于诊断。

5.高尿钙症

高尿钙症见于甲状旁腺功能亢进症、结节病、维生素D中毒、多发性骨髓瘤、癌肿骨转移等病，有原发病症状，禁水-加压素试验有助于鉴别。

6.高尿钾症

高尿钾症见于原发性醛固酮增多症、失钾性肾病、肾小管性酸中毒、Fanconi综合征、Liddle综合征、Bartter综合征等，测定血尿电解质和禁水-加压素试验有助于诊断。

7.颅脑手术后液体滞留性多尿

颅脑手术时，患者因应激而分泌大量AVP，当手术应激解除后，AVP分泌减少，滞留于体内的液体自肾排出，如此时为平衡尿量而输入大量液体，可导致持续性多尿而误认为尿崩症。限制液体入量，如尿量减少血钠仍正常，提示为液体滞留性多尿；如尿量不减少且血钠升高，给予AVP后尿量减少，血钠转为正常，尿渗透压增高，则符合损伤性尿崩症的诊断。此外，尿崩症患者因血液浓缩和AVP V1受体功能障碍而致尿酸清除减少，血尿酸升高，而液体滞留性多尿以及精神性多饮患者血液被稀释，尿酸清除正常，所以尿酸无升高。据报道，血尿酸＞50 μg/L有助于两者的鉴别，并强烈提示为损伤性尿崩症。

六、治疗

（一）一般治疗

患者应摄入足够水分，并根据季节和气候进行调整，在可能导致水源供应障碍的场合应携带水。若患者同时存在渴感中枢障碍或渗透压感受器受损，应在合并使用AVP替代治疗的同时通过血钠、血浆渗透压、尿量确定饮水量。若要经历手术及麻醉，应告知手术和麻醉医师尿崩症病史，以保证手术和麻醉期间足够液体输入，同时术中密切观察患者生命体征、血浆渗透压、血钠水平和尿量，以调节液体输入量。宜低盐饮食,避免使用溶质性利尿剂,限制咖啡、茶和高渗饮料的摄入。

(二)去除诱因

部分获得性中枢性尿崩症和肾性尿崩症在原发病因解除后,多饮、多尿症状可缓解或减轻。如合并脑炎、脑膜炎、结核、真菌感染等,抗感染、抗病毒等,相应治疗可改善症状。下丘脑-垂体肿瘤通过手术治疗后,多尿症状缓解。淋巴性垂体炎采用激素治疗后,多数患者多尿症状减轻。肾盂肾炎、尿路梗阻疾病、药物导致的肾性尿崩症通过控制感染、解除梗阻、停用药物可缓解多尿症状。因此,应积极治疗获得性尿崩症的原发疾病。

(三)中枢性尿崩症可使用 AVP 替代疗法

1.1-脱氨-8-右旋-精氨酸血管升压素

1-脱氨-8-右旋-精氨酸血管升压素(1-deamino-8-D-arginine-vasopressin, DDAVP)是目前最常用的抗利尿剂替代方案。DDAVP 为天然精氨盐加压素的结构类似物,系对天然激素的化学结构进行 2 处改动而得,即 1-半胱氨酸脱去氨基和以 8-D-精氨酸取代 8-L-精氨酸。通过上述结构改变,DDAVP 的血管加压作用只有天然 AVP 的 1/400,而抗利尿增强 3 倍,抗利尿/升压作用比从天然 AVP 的 1:1 变为 2 400:1,抗利尿作用强,升压作用弱,是目前最理想的抗利尿剂。DDAVP 有口服、肌内注射、鼻喷 3 种给药方式。常用为口服制剂,用法为每天 1～3 次,每次 0.1～0.4 mg。剂量应个体化,具体剂量可根据尿量确定,调整药物剂量使尿量控制在 1～2.5 L 之间。过量使用可导致水中毒,因此对于婴幼儿、渴感中枢障碍、渗透压感受器受损患者还需要通过血钠、血浆渗透压、每天液体出入量精确调整药物剂量和饮水量,维持渗透压平衡。由于价格昂贵,也可采取睡前口服以减少夜尿,改善睡眠,白天通过饮水维持血浆渗透压。

2.垂体后叶素

作用仅维持 3～6 小时,皮下注射,每次 5～10 U,每天需要多次注射,主要用于脑损伤或神经外科术后尿崩症的治疗,长期应用不便。

3.长效尿崩停(鞣酸加压素油剂)

每毫升油剂含 AVP 5 U,深部肌内注射,从 0.1 mL 开始,可根据每天尿量情况逐步增加到每次 0.5～0.7 mL,注射 1 次可维持 3～5 天。长期应用可产生抗体而减轻疗效,过量可引起水中毒。

(四)中枢性尿崩症可选用的其他药物

1.氢氯噻嗪

每次 25 mg,每天 2~3 次,可使尿量减少约一半。其作用机制可能是由于尿中排钠增加,体内缺钠,肾近曲小管水重吸收增加,到达远曲小管的原尿减少,因而尿量减少。长期服用可引起缺钾、高尿酸血症等,应适当补充钾盐。

2.卡马西平

机制可能为增加肾远曲小管 cAMP 的形成,也可能增加 AVP 释放。用量为每次 0.125~0.25 g,每天 1~2 次,服药后 24 小时起作用,尿量减少。不良反应为低血糖、白细胞计数减少或肝功能损害,与氢氯噻嗪合用可减少低血糖反应。

3.氯磺丙脲

治疗机制可能为刺激 AVP 合成和释放,同时有改善渴感中枢的功能,可用于合并有渴感障碍的中枢性尿崩症患者。用法为每次 0.125~0.25 g,每天 1~2 次,250 mg/d。不良反应为低血糖、白细胞计数减少、肝功能损害等。

4.氯贝丁酯

机制可能是增加 AVP 释放,与 DDAVP 合用可减少 DDAVP 耐药发生。用量为每次 0.2~0.5 g,每天 3 次。长期应用有肝损害、肌炎及胃肠道反应等不良反应。

由于 AVP 制剂的广泛使用,上述药物已经较少用于中枢性尿崩症的治疗。

(五)肾性尿崩症治疗

肾性尿崩症治疗困难,主要依赖充分水分摄入来预防脱水。少数患者对大剂量 AVP 有反应。低钠饮食和氢氯噻嗪对肾性尿崩症有帮助。在肾性尿崩症中,氢氯噻嗪抗利尿作用可能由于细胞外液容量体积减小,GFR 下降,肾近曲小管钠和水重吸收增加,到达远曲小管的原尿减少,从而降低尿量。此外,还发现氢氯噻嗪可增加 AQP2 表达。长期服用可引起缺钾、高尿酸血症等,应适当补充钾盐或合用保钾利尿剂。具体用法为每次 25 mg,每天 2~3 次,可使肾性尿崩症尿量减少约一半。同时使用非甾体类消炎药物,如吲哚美辛、布洛芬等可增加氢氯噻嗪疗效,这类药物可能是通过抑制肾脏中前列腺素合成,从而使腺苷环化酶活性增强,cAMP 生成增多而使 AVP 作用增强,但应注意长期使用的胃肠道不良反应。

吲达帕胺作用机制类似于氢氯噻嗪,每次 2.5~5 mg,每天 1~2 次。阿米洛利、氨苯蝶啶也可用于肾性尿崩症的治疗,机制不完全清楚,作用类似于氢氯噻嗪,可和氢氯噻嗪联用,防治低钾血症出现。

遗传性肾性尿崩症根据 V2 受体变异程度分为 5 种类型,其中二型变异 V2 受体仅有 1 个氨基酸错配,错误折叠的 V2 受体蛋白被陷于内质网中,使用 V2 受体拮抗剂可作为分子伴侣和错误折叠的受体结合,从而改变受体构象并稳定其结构,然后该受体可以通过内质网运输到质膜,被抗利尿激素激活发挥抗利尿作用。

(六)颅脑外伤或术后尿崩症治疗

未使用利尿剂情况下,颅脑外伤或手术后出现严重多尿(>250 mL/h)提示尿崩症可能。在第 1 期多尿期,需防止脱水和高钠血症,除适当补充液体,可根据病情注射垂体后叶素,每次 5～10 U,第 2 次加压素注射应在第 1 次加压素作用消失后使用。在第 2 期多尿期,则要控制补液量,以免引起水中毒。第 3 期多尿期,可用垂体后叶素或 DDAVP 治疗。外伤或手术后尿崩症多为一过性,可由于神经轴突末梢与毛细血管联系重建而自行缓解恢复。转为永久性尿崩症者需要长期服用 DDAVP。

(七)妊娠伴尿崩症治疗

妊娠中晚期出现多尿、多饮时应考虑尿崩症诊断。由于妊娠妇女不适合行禁水-加压素试验,诊断依赖临床表现、实验室检查和试验性治疗。若尿比重为 1.001～1.005,尿渗透压低于 200 nmol/L,并低于血浆渗透压,尿崩症可能性大。首选药物为 DDAVP,因其不被血浆中的氨肽酶降解。DDAVP 具有 5%～25% 的催产素活性,需注意子宫收缩状况。分娩后,血浆中的氨肽酶活性迅速下降,患者的多尿症状可明显减轻或消失,应及时减量或停药。若肾性尿崩症合并妊娠,可谨慎使用氢氯噻嗪,并注意补钾,维持电解质平衡。

甲状腺疾病

第一节　甲　状　腺　炎

一、亚急性甲状腺炎

(一)概述

亚急性甲状腺炎又称为肉芽肿性甲状腺炎、巨细胞性甲状腺炎。本病约占甲状腺疾病的 5％，以 40～50 岁女性最为多见，女性较男性多 3～6 倍。儿童少见。

(二)病因与发病机制

本病病因尚无完全阐明，一般认为与病毒感染产生变态反应有关，如腮腺炎病毒、柯萨奇病毒、腺病毒及流感病毒等，并且与 HLA-B35 相关。甲状腺组织表现为甲状腺滤泡上皮的破坏及滤泡完整性的丧失，组织内存在许多大吞噬细胞，包括巨噬细胞。10％～20％的患者在疾病的亚急性期发现甲状腺自身抗体，疾病缓解后这些抗体消失，推测它们可能继发于甲状腺组织破坏。早期已经生成的甲状腺激素与异常的碘化物质一起从滤泡释放入血中，使血清中的 T_3、T_4 升高，表现为甲状腺功能亢进(简称甲亢)。在疾病的后期，滤泡内储存的已生成激素排尽，血中的 T_3 及 T_4 浓度下降，而 TSH 上升，表现为轻度甲状腺功能减退(简称甲减)。如病情不再活动，甲状腺摄碘率恢复并高于正常一段时间后，随着激素分泌的恢复，血中 T_3、T_4、TSH 恢复至正常水平。

(三)临床表现

亚急性甲状腺炎起病多为急性，其临床症状有畏寒、发热、头痛、咽喉疼痛等上呼吸道感染症状，少数有神经紧张、心悸、出汗等甲亢表现，并在颈下部一侧或两侧出现疼痛,沿颈部两侧放射至下颌、耳根、枕后等部位,咳嗽、吞咽、转动颈部时疼痛加剧。甲状腺呈弥漫性肿大,可先起于一侧,数天或数周后另一侧再起病。甲状腺质地较硬,多数触痛显著,少数患者缺少甲状腺局部疼痛。病程趋向于自发或经过治疗后缓解消失,一般病情起伏波动持续 3～6 周,多于几个月内消退,而不留有甲状腺功能异常,但在起病后会出现暂时性的甲亢与甲减阶段。不少患者病情易复发,反复多次,最终引起甲减。

（四）诊断和鉴别诊断

1.诊断

本病诊断主要依据临床症状及实验室检查。有全身症状、甲状腺肿大伴疼痛者,疑为本病的患者,首先予检查甲状腺^{131}I 摄取率、血清 T_3 与 T_4 水平、红细胞沉降率(血沉)等。如血沉高,^{131}I 摄取率和血清 T_3、T_4 水平呈"分离曲线"时,诊断基本成立。本病的实验室检查结果随病期的不同而不同。在急性期,血沉普遍显著增快,血中白细胞正常或中度升高,无论血中 T_3、T_4 是正常还是升高,甲状腺^{131}I 摄取率均低于正常;如果血沉正常或者甲状腺^{131}I 摄取率不低,则不支持亚急性甲状腺炎的活动期诊断。在恢复期,甲状腺^{131}I 摄取率降至正常或稍有增高,血中 T_3、T_4 也恢复至正常水平。

(1)血常规检查:亚急性甲状腺炎患者白细胞及中性粒细胞计数正常或偏高。

(2)血沉。①检测方法:魏氏法、动态血沉分析仪法和光学毛细管停流动力学法。②魏氏法血沉正常参考范围:男 0～15 mm/h,女 0～20 mm/h。③临床诊断和评价:亚急性甲状腺炎早期血沉增高。血沉测定影响因素较多,有生理因素如饮食、剧烈运动、妊娠等;有标本因素,血液标本的采集和抗凝剂比例不当,测定时各种物理因素的影响等。血沉是非特异性检验指标,风湿和结核的活动期、红斑狼疮、多发性骨髓瘤、贫血、甲状腺炎等,血沉均会加快。

2.鉴别诊断

本病需要与甲状腺结节的急性出血、慢性淋巴细胞性甲状腺炎的急性发作、急性化脓性甲状腺炎相鉴别。诊断有困难时可进行甲状腺细针穿刺,对穿刺的甲状腺组织进行细胞学检查,有助于明确诊断。甲状腺结节的急性出血在病变外的甲状腺组织功能仍然存在,其少见血沉明显升高。慢性淋巴细胞性甲状腺炎的急性发作可伴有甲状腺的疼痛及触痛,但腺体多是广泛侵犯,血中抗甲状腺抗体多半明显升高。患者伴有甲亢表现时,需要与毒性弥漫性甲状腺肿鉴别,后者甲状腺^{131}I摄取率是升高的。急性化脓性甲状腺炎时,可见到身体其他部位有脓毒病灶,甲状腺的邻近组织存在明显的感染反应,血白细胞明显升高,甲状腺局部有发热反应,甲状腺组织对^{131}I摄取率仍然存在。

(五)治疗

亚急性甲状腺炎的临床表现与炎症的活动和滤泡的破坏程度密切相关,典型的患者早期可有明显的甲状腺疼痛和甲状腺毒症,也有的病例仅表现为轻微的疼痛,而无甲状腺毒症。亚急性甲状腺炎是一个自限性疾病,治疗主要是缓解症状和针对甲状腺功能异常的治疗。

一般来说,大部分患者只需要对症处理即可。有学者进行了泼尼松(15 mg/d)和非甾体抗炎药(洛索洛芬 180 mg/d)对亚急性甲状腺炎的治疗比较,发现泼尼松对症状的缓解优于洛索洛芬,而对甲状腺功能恢复时间的影响无差异。也有学者研究发现,水杨酸盐(阿司匹林 1～3 g/d,分次口服)或非甾体抗炎药(吲哚美辛75～150 mg/d,分次口服)可以缓解轻至中度的甲状腺疼痛。口服糖皮质激素可以缓解更为严重的疼痛(伴甲亢和发热者),这些患者首选泼尼松,起始剂量20 mg/d,分2次口服,用药后数小时即可见效,持续用药2周,随后逐渐减量,共用6～8周。泼尼松减量不能过快,否则10%～20%的患者疼痛症状容易复发,因此建议每隔1～2周减量1次,并且减量至5 mg/d前的用药时间至少应在6周以上,避免减量后复发。绝大多数患者使用泼尼松24～48小时就可显著缓解疼痛,若使用泼尼松48小时后症状无缓解,则需对亚急性甲状腺炎的诊断提出质疑,并重新评估病情和诊断。用药过程中需动态监测血沉的变化以了解炎症的活动情况,停药前应行摄碘率检查,若摄碘率低则表明仍然有甲状腺炎的活动,不能停用糖皮质激素;若摄碘率正常或升高则可停用泼尼松。停用泼尼松治疗后复发的患者,若疼痛症状较重,需重新使用糖皮质激素治疗。

近年来,国内有学者开展了甲状腺内注射小剂量地塞米松治疗亚急性甲状腺炎的研究,发现该方法可迅速缓解临床症状,缩短疗程,有助于促进甲状腺功能的恢复,又可克服全身应用糖皮质激素的不良反应。对于糖皮质激素治疗后反复复发或颈部严重疼痛者,可考虑行甲状腺切除治疗。

亚急性甲状腺炎导致的甲亢是由于滤泡的破坏导致甲状腺素的释放所致,摄碘率是低下的。因此,亚急性甲状腺炎合并的甲亢也是一过性的,一般不用抗甲状腺药物治疗,可采用β-受体阻滞剂普萘洛尔缓解心悸症状。炎症的急性期过后是1～2个月的甲状腺功能正常期,随后经历6～9个月的甲减期,最后随着组织修复和滤泡的增生,甲状腺功能逐渐恢复正常。由于本病的甲减期是一过性的,症状也不重,除非患者有明显的甲减症状,一般不需要甲状腺素替代治疗。但也有14.3%的患者发展为永久性甲状腺功能低下,则需长期甲状腺素替代治疗。

二、慢性淋巴性甲状腺炎

(一)概述

慢性淋巴细胞性甲状腺炎又称为桥本甲状腺炎或桥本甲状腺肿,属于自身免疫性甲状腺炎。该病是最常见的甲状腺疾病之一,其临床的特征主要表现为无痛性、弥漫性的甲状腺肿大,以及血清中存在高滴度的针对甲状腺的自身抗体,其中约50%患者最终会出现甲减。国外报道,其患病率为1%~2%,且女性是男性的3~4倍,可发生在任何年龄,但高发年龄是30~50岁。此病常与其他自身免疫性疾病同时伴发。

(二)病因与发病机制

本病属器官特异性自身免疫性疾病,具有一定的遗传倾向,与HLA-B8相关。它包括2种类型:一种为甲腺肿型,即桥本甲状腺炎;另一种为甲状腺萎缩型,即萎缩型甲状腺炎。本病与Graves病、无痛性甲状腺炎、产后甲状腺炎统称为自身免疫性甲状腺炎。当甲状腺过氧化物酶抗体占优势时,发生桥本甲状腺炎;TSH阻断性抗体占优势时,表现为萎缩性甲状腺炎。故有人认为,Graves病、桥本甲状腺炎、萎缩性甲状腺炎是自身免疫性甲状腺炎的不同阶段。由于桥本甲状腺炎和萎缩性甲状腺炎患者的甲状腺刺激阻滞性抗体(TSBAb)阳性率仅为22%和33%,不能完全用TSBAb解释甲减的原因。有报道认为,细胞免疫损伤可能是本病患者出现甲减的主要原因。另外,碘摄入量、干扰素对本病也有一定的影响。

(三)临床表现

慢性淋巴性甲状腺炎起病缓慢,患者一般无特殊感觉,常在无意中发现甲状腺肿大,无触痛,压迫症状多不显著。桥本甲状腺炎患者的甲状腺一般呈弥漫性、对称性肿大,亦可一侧肿大较显著,质坚实如触橡皮感,表面光滑,无明显的结节,与周围组织无粘连,可随吞咽运动活动。偶可出现代谢亢进症状,如神经紧张、心悸、畏热等。随着病情进展,当甲状腺破坏达到一定程度,多数患者后期可出现甲减症状,如怕冷、乏力、体重增加等。有些患者可进展为结节性,也可伴发其他器官特异性自身免疫疾病,如肾上腺皮质功能不全、隐匿肝炎、胃炎等,少数病例可伴浸润性突眼。而萎缩性甲状腺炎的首发症状是甲减。

(四)诊断和鉴别诊断

1.诊断

无论甲状腺有无肿大,如血清甲状腺过氧化物酶抗体和抗甲状腺球蛋白抗体显著增高,诊断即可成立。对抗体增高不显著的病例可做甲状腺细针穿刺检查。疾病早期实验室检查表现为甲状腺过氧化物酶抗体滴度增高,T_3、T_4 和 TSH 正常。少数患者甲状腺放射性碘吸取可以增高,与甲状腺碘有机化障碍伴甲状腺持续吸碘有关。疾病后期发展成甲减,伴有 T_4 降低、TSH 增高、甲状腺放射性碘吸取降低。

(1)血清甲状腺激素检查:甲状腺激素测定结果取决于疾病阶段,少数患者在起病初期可有一过性甲亢,血 T_3、T_4、FT_3、FT_4 可增高。大部分患者早期甲状腺功能可完全正常,以后可有 T_3、T_4 正常,但 TSH 升高或 TRH 兴奋试验 TSH 呈高反应,此时本病后期出现甲减时,FT_4、T_4、FT_3、T_3 降低,TSH 升高,甲状腺^{131}I 摄取率减低。

(2)甲状腺过氧化物酶抗体与抗甲状腺球蛋白抗体检查:甲状腺过氧化物酶抗体、抗甲状腺球蛋白抗体阳性,且大多呈高滴度,如连续 2 次>0.6,即使症状不典型亦可诊断。

(3)功能性试验。甲状腺摄^{131}I率:慢性淋巴性甲状腺炎患者甲状腺摄^{131}I率可升高,但可被 T_3抑制试验抑制。此点可与 Graves 病相鉴别。

2.鉴别诊断

(1)单纯性甲状腺肿:双侧甲状腺弥漫性肿大,往往双侧对称,后期可出现结节,但无甲状腺功能异常。血清甲状腺激素 T_3、T_4正常,甲状腺摄碘率正常或增高,但无高峰前移。

(2)甲状腺癌:多为中、青年妇女,早期一般无症状,甲状腺肿块增大较快,检查肿块质地较硬、活动度差,晚期可有声音嘶哑、呼吸困难,如有淋巴结转移,局部可扪及淋巴结肿大,穿刺细胞学检查有助于诊断。

(五)治疗

1.非手术治疗

甲状腺肿大和进行性的甲状腺功能减退是桥本甲状腺炎的结局,目前尚无有效的药物可以阻断桥本甲状腺炎的发展,临床上仍然是针对其所造成的甲状腺功能异常和甲状腺肿进行治疗。对于仅有血清抗体升高,而无甲状腺功能改变的无症状患者不需要治疗;对于桥本甲亢的患者,一般只需使用β受体阻滞剂进行对症治疗,若吸碘率显著升高且甲亢症状较重,可用小剂量抗甲状腺药物治疗,防止治疗过度出现甲减。由于桥本甲状腺炎导致的甲亢期过后可有数年的甲状腺功能正常期才进入甲状腺功能减退期,因此不建议采用[131]I治疗桥本甲亢。

小剂量左甲状腺素钠可用于桥本甲状腺炎所致的亚临床甲减的治疗,尤其是对中老年患者,左甲状腺素钠治疗可以消除亚临床甲减导致的高脂血症的危害,也可消除患者的抑郁症状。此外,早期的左甲状腺素钠替代治疗可以一定程度上使肿大的甲状腺缩小,但对纤维化明显、病程较长且淋巴细胞浸润严重的患者,甲状腺则难以回缩。对于进入临床甲减期的患者,必须用左甲状腺素钠进行替代治疗;对于年轻患者,可以一开始就进行足量左甲状腺素钠替代治疗;对于年龄>60岁的患者,应从小剂量开始,逐渐递增至替代剂量。应在开始左甲状腺素钠治疗或调整剂量后6～8周复查甲状腺功能,甲状腺素替代治疗的目标是将TSH控制在正常范围内,避免亚临床甲亢的出现和治疗的不足。左甲状腺素钠替代治疗并不能改变患者的自身免疫状态,因此,甲状腺功能减退是一个进行性加重的过程,左甲状腺素替代治疗的剂量也会随甲减的加重而增加。替代治疗期间应隔6个月复查甲状腺功能,同时行高分辨率超声检查,监测甲状腺形态变化及是否合并肿瘤。

2.免疫调节治疗

近年的研究发现,硒与自身免疫性甲状腺疾病的关系密切,硒替代治疗可以增强甲状腺的抗氧化作用,降低自身免疫反应,显著降低甲状腺过氧化物酶抗体的浓度;也可以减少左甲状腺素钠的替代剂量,改善情绪及与健康相关的生活质量。对于硒替代治疗的时机和治疗剂量,大多数研究支持早期足量的治疗($200\ \mu g/d$)。也有学者认为,硒缺乏地区每天补充$50～100\ \mu g$的硒是合适的。最近Winther等通过对硒替代治疗自身免疫性甲状腺炎的文献复习和荟萃分析,认为目前的研究证据并不足以证明在自身免疫性甲状腺炎的治疗中使用硒替代治疗是合理的。但纠正硒缺乏可能带来一些健康益处,就目前来说,应劝阻对自身免疫性甲状腺炎患者常规进行硒补充治疗。由于结论尚不统一,需要大样本的前瞻性完全随机对照研究评价硒替代治疗在自身免疫性甲状腺炎治疗中的作用。

研究也发现,桥本甲状腺炎的患者也存在维生素D缺乏的情况,并且认为维生素D缺乏可能与桥本甲状腺炎的发生有关,补充维生素D治疗可用于降低甲状腺过氧化物酶抗体水平。但也有随机双盲安慰剂对照的临床研究发现，每周口服维生素 D_3 50 000 IU 治疗 12 周并不能改善代谢相关指标。

3.手术治疗

对于甲状腺肿大明显，有压迫症状、影响美观或合并甲状腺癌的患者，可行手术治疗。对于需要行甲状腺手术的桥本甲状腺炎，往往甲状腺双侧叶及峡部均明显肿大，血供丰富，质地硬而脆，周围的固定韧带缩短、纤维化导致肿大的甲状腺活动度较小，增加手术的难度；甲状旁腺及喉返神经的显露和保护也极具挑战性。因此，不建议缺乏桥本甲状腺炎手术经验的医师实施桥本甲状腺炎手术。传统上认为，有压迫症状的桥本甲状腺炎只需行甲状腺峡部切除，解除气管压迫即可。由于需要手术的桥本甲状腺炎往往合并多发甲状腺结节，甚至恶性肿瘤，未切除的甲状腺仍然会持续增生和肿大或恶变，可能需要再次手术，而甲状腺功能减退和终身左甲状腺素钠替代治疗也是桥本甲状腺炎的结局。因此，对有压迫症状明显的桥本甲状腺炎的患者考虑实施甲状腺全切除术，可避免再手术的风险，但应与患者和家属充分说明与沟通病情及手术风险等。术中行冷冻病理学检查，若合并甲状腺乳头状癌则同时行中央组淋巴结的清扫术。术后监测甲状腺功能，进行左甲状腺素钠替代治疗。

尽管桥本甲状腺炎与甲状腺乳头状癌之间的关系仍然存在争议，但文献报道桥本甲状腺炎合并甲状腺癌的发生率可高达 58%，多灶癌的发生率高达40%，而中央组淋巴结转移率较低。手术仍然是主要的治疗手段。ATA 指南并未推荐桥本甲状腺炎合并甲状腺癌的切除范围，但为了防止多灶性病灶的遗漏和复发后再手术，建议对桥本甲状腺合并甲状腺乳头状癌的患者实施全甲状腺切除和预防性中央区淋巴结清除，反对行预防性侧颈淋巴结清除术。术后根据复发危险，分层实施个体化的 TSH 抑制治疗，选择性实施[131]I 治疗。

第二节　结节性甲状腺肿

近年来，甲状腺疾病的发生率不断上升，其中以结节性甲状腺肿的发生率最高。部分结节性甲状腺肿又称腺瘤样甲状腺肿，实际上是指地方性甲状腺肿和散发性甲状腺肿晚期所形成的多发结节。流行病学的研究表明在碘充足的地方,男女患结节性甲状腺肿的比例大约为 1：5。

一、单纯性甲状腺肿

(一)概述

单纯性甲状腺肿又称非毒性甲状腺肿,系指任何非肿瘤或炎症所造成的甲状腺肿大,患者既无甲亢,又无甲减,可分为地方性与散发性,前者多见,多因缺碘所致,所以又称地方性甲状腺肿。女性多于男性,甲状腺肿属胶性肿大,腺体增大,有时体积甚大,边缘不明显,外形可呈弥漫性组织增生或结节状,临床上可分为弥漫型、结节型和混合型。

(二)病因和病理

(1)传统的观点认为,单纯性甲状腺肿的发生是由于某些因素造成甲状腺合成、分泌甲状腺激素减少,继而 TSH 分泌增多,高水平的 TSH 刺激甲状腺生长和甲状腺激素合成,最终甲状腺激素分泌速率恢复正常,患者代谢达到正常水平,但最终结果是甲状腺组织增生至肿大。

因此,单纯性甲状腺肿与具有甲状腺肿的甲状腺功能减退仅是程度上的不同,致病因素可能相似。如碘缺乏或给予锂,一些患者可发生甲状腺肿,其甲状腺功能正常或减退;当补充碘或撤锂后,甲状腺肿块缩小。大多数单纯性甲状腺肿患者不存在外源性致甲状腺肿因素,其病因为内源性的,其中一部分患者的病因是先天性的。如甲状腺激素合成方面的异常,这些异常与造成甲状腺肿性甲状腺功能减退的异常十分相似。在一些病例可通过高氯酸盐释放试验等检测证实,多数患者的异常无法识别,可能为异常轻微或目前的检测手段不灵敏所致。

与上述观点相左的是,临床发现大多数单纯性甲状腺肿患者的血清 TSH 水平并不增高。然而,给予抑制剂量的甲状腺激素后,甲状腺肿块缩小这一事实说明 TSH 对甲状腺肿的发生和维持确有作用。对这种矛盾现象的解释如下:①如果存在某些因素使甲状腺对碘的利用发生障碍,即使 TSH 水平正常,甲状腺肿仍可在其刺激下逐渐发生。对此观点最有力支持的动物实验是,切除大鼠垂体,观察其甲状腺重量对标准剂量的外源 TSH 的反应。结果显示,凡实验前存在碘耗竭的甲状腺,给予 TSH 后其甲状腺组织增生显著。②血清 TSH 浓度仅有轻微增加,目前所使用的放免测定方法难以检测。③检测患者血清 TSH 时,甲状腺肿已经形成,当初造成甲状腺肿的刺激——高浓度的 TSH 已不存在,此时已降至正常的 TSH,即可维持甲状腺肿。

(2)对单纯性甲状腺肿中甲状腺增大的机制,有学者提出可能存在一种"甲状腺生长免疫球蛋白",它具有 TSH 样的能刺激甲状腺生长的作用,但又不具有TSH 促进甲状腺功能的作用,因此患者无甲亢。

这种自身免疫机制所致的单纯性甲状腺肿患者及其家属易患其他自身免疫性疾病,而患者行甲状腺次全切除术后,甲状腺肿易复发。但能够支持此种观点的资料不多,尚需进一步研究证实。

单纯性甲状腺肿早期为弥漫性甲状腺肿,以后可发展为多结节性甲状腺肿。多结节性甲状腺肿具有解剖结构和功能上的不均一性,且倾向于发生功能自主性区域。目前对多结节性甲状腺肿发生机制的认识主要有以下 2 种意见。

一种观点认为长期的 TSH 刺激或高度刺激与复旧的反复循环,造成了多结节性甲状腺肿的发生,同时也导致了某些增生区域的功能自主性。局部的出血、坏死、纤维化及钙化,更加重了其结构和功能上的不均一性。另一种观点主要依据对多结节性甲状腺肿的放射自显影和临床研究的结果,认为在疾病开始时甲状腺内就已经存在解剖和功能上不均一性的基础,后来由于受到长期刺激而变得更趋明显。

由于多结节性甲状腺肿存在自主性的高功能区域,当患者接受碘负荷时,易发生甲状腺毒症。为此,对单纯性多结节性患者,应禁用含碘药物;在必要使用含碘造影剂的放射学检查后,应密切观察。甚至有学者提倡在缺碘地区给予抗甲状腺药物,以防甲亢发生。

单纯性甲状腺肿多见于女性,女性与男性之比为(7~9):1,且本病常发生于青春期和妊娠期内,这些因素在病因学上的意义尚不十分明确。有患者主诉其甲状腺肿见于情感应激时或月经期,但这尚待证实。有学者对一组青春期甲状腺肿的患者进行了长期随访,发现在这些患者中毒性弥漫性甲状腺肿的发生率较高,认为某些单纯性弥漫性甲状腺肿可能系 Graves 病的前期。统计学研究及对某些特殊家族的调查证实,遗传在单纯性甲状腺肿的发生中起一定作用。单纯性甲状腺肿从其开始时的弥漫性肿阶段到后来的多结节性肿阶段,组织病理学表现均与地方性甲状腺肿者相似。

(三)临床表现

单纯性甲状腺肿的临床表现主要为甲状腺肿大,甲状腺肿大可造成颈部压迫感,影响美观。当甲状腺肿发展较大时,可造成食管和/或气管的受压、移位、出现吞咽困难、颈前压迫感和憋气、呼吸不畅。甲状腺肿大致胸廓入口处狭窄时可影响头颈部和上肢的静脉回流,造成静脉充血,当患者上臂举起时这种阻塞表现加重(Pemberton 征),患者出现头晕,甚至发生晕厥。甲状腺内的出血可造成伴有疼痛的急性甲状腺肿大,常可引起或加重阻塞、压迫症状。若患者出现喉返神经受压所致的声音嘶哑,应注意甲状腺癌的可能。

(四)诊断与鉴别诊断

对有甲状腺肿大的个体应常规予以相关的实验室检查和影像学检查。血清甲状腺激素正常、抗甲状腺自身抗体正常的弥漫性甲状腺肿可诊断为单纯性甲状腺肿。

1.实验室检查

单纯性甲状腺肿患者血清 T_3 和 T_4 水平正常,但 T_3/T_4 的比值常正常,这可能是患者甲状腺球蛋白的碘化作用有缺陷所致。病程较长的单纯性多结节性甲状腺肿患者,其功能自主性的倾向可表现为基础 TSH 水平降低,或 TRH 兴奋试验时 TSH 反应减弱。大多数单纯性甲状腺肿患者的血清甲状腺球蛋白浓度增加。放射性碘摄取率一般正常,但部分患者由于轻度碘缺乏或甲状腺激素合成缺陷,甲状腺摄碘增加。

2.影像学检查

(1)超声影像检查:超声检查显示甲状腺不同程度增大,表面不平整,实质回声增粗、分布欠均匀,其内有单个或多个结节,部分结节边界欠清晰,回声多为中等偏强或低回声,内可见液性暗区,部分伴有弧形或颗粒状钙化。彩色多普勒显示腺体内血流信号增多,可见分支状血管在结节间穿行或绕行在较大的结节周围,血流呈花环状包绕,并有细小分支伸入结节内。小结节或有液性暗区的结节内无血流信号。频谱多普勒可测得高速湍流频谱,也可测到小静脉频谱。

(2)核素扫描:核素扫描常用放射性碘(^{131}I、^{123}I)和 ^{99m}Tc。核素显像可以发现明显的恶性病变。

(3)X 线、CT 检查和 MRI 检查。

X 线:对甲状腺病变的诊断价值有限,当甲状腺肿物或钙化灶较大时可显示气管受压移位与甲状腺内的钙化。

CT:尽管在甲状腺肿瘤的诊断中,超声检查方便且对软组织有较高的分辨率,但对纵隔内及颈深部的病变显示有一定困难,且病变整体及周围侵犯情况较难观察。联合核医学甲状腺 ^{99m}Tc-MIBI 显像和 ^{99m}TcO$_4$ 显像,可对甲状腺结节的良恶性进行判断和鉴别。但核素显像耗时长,试剂有放射性,部分人群不宜接受检查。CT 检查可以补充以上不足,并可发现甲状腺病变以及能够明确显示肿块压迫气管、食管和颈前肌等情况。部分患者仅依靠 CT 进行定性诊断仍较困难,确诊需依靠病理组织学检查。

MRI:结节性甲状腺肿多表现为多发结节,单发结节较少见,呈不对称分布,大小不等,信号混杂,部分可见包膜,常伴有甲状腺体积增大。病灶可为实性,也可伴有胶样囊肿、出血、纤维化或钙化等。信号多样化是结节性甲状腺肿的重要特点。

3.鉴别诊断

对单纯性甲状腺肿的鉴别诊断应从功能和解剖2方面考虑。就功能角度而言,能导致甲状腺肿性甲状腺功能减退的一些因素较轻时,可造成单纯性甲状腺肿。因此,一些单纯性甲状腺肿患者最终出现轻度甲状腺功能减退。另外,单纯性甲状腺肿进展至多结节性肿阶段时,自主性功能的病灶可出现,部分患者可从临床甲状腺功能正常逐渐发展为甲状腺功能亢进。

从解剖学的角度来看,单纯性甲状腺肿的弥漫性肿大阶段类似于Graves病或桥本病的甲状腺特点。如果Graves病未处于活动的甲状腺毒症阶段和缺乏特征性眼病表现,只能借助血清促甲状腺素受体抗体的检测才能将其与单纯性甲状腺肿相区别。有时单纯性甲状腺肿也难以与桥本甲状腺肿相区别,后者甲状腺常更坚硬和更不规则,且血清存在较高滴度的抗甲状腺抗体。

当本病处于多结节性甲状腺肿阶段时,应注意与甲状腺癌相区别。

超声影像检查是鉴别诊断的利器,如实性、低回声结节、砂粒体、钙化、结节内血管和肿瘤边界不清楚的特征,多见于恶性结节。近年来,甲状腺超声影像结合超声造影并辅以弹性成像对结节性甲状腺肿的鉴别诊断具有一定价值。而超声引导下细针吸细胞学检查和粗针穿刺组织活检的病理组织学检查加分子病理学检查,日益成为甲状腺结节疾病鉴别诊断的金标准,有报道其可减少约50%不必要的传统甲状腺手术。

(五)治疗

单纯性甲状腺肿治疗方案的选择取决于该病的病因和发展阶段。对有明确病因者,应针对病因治疗。如对缺碘或使用锂等物质致甲状腺肿者,应补充碘或停用锂等致甲状腺肿物质。对单纯性甲状腺肿患者补充碘应慎重,对无明显证据为碘缺乏者,补充碘剂不但无效,而且还有可能引起甲状腺毒症。

1.药物治疗

大多数单纯性甲状腺肿患者无明确病因,多不需治疗,目前甲状腺激素是有效的药物治疗方法。治疗前必须检测基础TSH水平,只有血清TSH>0.5 mU/L时,甲状腺激素治疗才有效。较年轻的单纯性弥漫性甲状腺肿患者血清TSH水平多正常或稍增高,是使用甲状腺激素治疗的指征。单纯性多结节性甲状腺肿多见于50岁以上女性,血清TSH浓度常<0.5 mU/L,对这些患者使用甲状腺激素进一步抑制TSH是无效的,且由于内源性和外源性甲状腺激素的共同作用,还可能导致甲状腺毒症。因此对无血清TSH浓度减低的单纯性甲状腺肿患者可使用甲状腺激素替代治疗,所给予的剂量应以无甲状腺毒症或TSH浓度接近甲状腺毒症者为宜。对老年患者,每天50 μg的甲状腺素足以使TSH抑制到适宜的程度(0.2~0.5 mU/L)。

2.放射性碘治疗

对于血清TSH浓度减低(<0.5 mU/L)的单纯性甲状腺肿必要时可选择给予放射性碘治疗。治疗前除测定甲状腺的^{131}I摄取率外,还应做甲状腺扫描,判断甲状腺内结节的功能情况。由于多结节性甲状腺肿的甲状腺摄碘不均匀,故所需放射性碘的剂量一般不需快速治疗,可采用分次剂量给予放射性碘。由于患者多为老年人,故应警惕放射引起的甲状腺激素急剧释放这一少见但可能发生的并发症。如患者有冠心病等不能耐受一时性甲状腺功能亢进的疾病,可于放射性碘治疗前给予抗甲状腺药物。

3.外科手术治疗

近年来,甲状腺良性结节、甲状腺微小癌的发病率呈逐年上升趋势。外科手术治疗依然是目前治疗上述疾病的最明确有效的治疗方法,但应严格掌握手术适应证。手术治疗后结节性甲状腺肿复发率为0.3%~80.0%,主要与手术的发生、当地碘含量及术后随访长短有关。服用甲状腺激素,可降低TSH的水平,负反馈抑制,减少结节性甲状腺肿的复发。最近,借助影像技术引导的热消融(射频、微波、激光)治疗具有损伤小、恢复较快、重复性较好且多数不影响美观等特点,近年来部分甲状腺良性结节,在严格遵循医学伦理和诊治原则前提下开展探讨性研究,积累了部分循证医学证据。

4.甲状腺良性结节热消融技术

甲状腺良性结节热消融技术在治疗上仍存在较多争议,对于有特殊需求的患者,其治疗的适应证需同时满足(1)~(3)项并满足第(4)项之一者。

(1)超声提示良性,超声引导下细针穿刺细胞学检查证实为良性结节。

(2)经评估,患者自身条件不能耐受外科手术治疗或患者主观意愿拒绝外科手术治疗的。

(3)肿物直径不大,并远离重要结构者。

(4)需满足以下条件之一:①自主功能性结节引起甲亢症状的;②患者思想

顾虑过重影响正常生活且拒绝临床观察（患者要求微创介入治疗）；③患者存在与结节明显相关的自觉症状（如异物感、颈部不适或疼痛等）或影响美观要求治疗的。

甲状腺结节热消融手术禁忌证，符合下列任意 1 条即排除：①巨大胸骨后甲状腺肿或大部分甲状腺结节位于胸骨后方（相对禁忌，分次消融可考虑）；②甲状腺结节内存在粗大钙化灶；③病灶对侧声带功能不正常；④严重凝血机制障碍；⑤严重心肺疾病。

总之，对单纯性甲状腺肿多不需要外科手术治疗，因为甲状腺的部分切除将进一步限制甲状腺对激素需求增多的适应能力。但若出现了压迫阻塞症状，且给予甲状腺激素治疗无效时，需行手术治疗。为抑制甲状腺肿的复发，术后应给予甲状腺激素替代治疗。21 世纪初，国内外学者对甲状腺结节热消融手术进行了一定的基础研究与临床实践，有可能成为少数甲状腺良性结节治疗手段之一。

二、地方性甲状腺肿或单纯性弥漫性甲状腺肿

(一)概述

地方性甲状腺肿，简称地甲病，主要是由于机体摄入碘量不足而引起的一种地方病，个别地区可因摄入过量碘而致，主要表现是甲状腺增生和肥大。本病分布很广，是患病人数最多的一种地方病。据估计，全世界约有患者 2 亿人，我国 20 世纪 80 年代估计有 2 000 万～3 000 万人。

(二)病因

1.碘缺乏

碘是合成甲状腺激素的主要原料，碘缺乏是引起单纯性甲状腺肿的主要因素，当体内缺碘，而甲状腺功能仍需维持身体正常需要时，腺垂体促甲状腺激素分泌就增强，促使甲状腺尽可能在低碘状态下从血液中摄取足够的碘，以在单位时间内分泌正常量的甲状腺激素。这种代偿作用主要是通过甲状腺组织增生完成，进而促使甲状腺肿大。甲状腺肿大实际上是甲状腺功能不足的代偿性表现。

碘元素虽然普遍存在于自然界中，但分布不均。碘在海水中的含量为每升约 50 μg，而高原、山区土壤中的碘盐被冲洗流失，以致饮水和食物中含碘量不足。碘的补充主要靠含碘海水的蒸发、空气中含碘的微粒等随雨水沉降于陆地土壤中，因此，近海地区降雨量较多，含碘量较高，而远离海洋的丘陵地区降雨量少，雨中含碘量也少，所以这些地区的人和动物会不同程度缺碘。由于山区居民食用海产品机会较少，因而更容易造成地方性甲状腺肿流行。在正常情况下，每

天摄取碘量成人为 $70\sim100\ \mu g$，青年人为 $160\sim200\ \mu g$，儿童为 $50\ \mu g$，婴儿为 $20\ \mu g$，而妊娠和哺乳期的妇女所需摄入的碘量更多。

缺碘可以引起甲状腺肿大，但是流行区的居民并非都患此病，即便在发病率达 90% 以上的高发区，仍有 10% 的人群不患病。有学者研究了流行区居民的尿碘含量和甲状腺吸碘率，发现在同样缺碘饮食下，非患者的尿碘含量并不低于患者，而吸碘率却明显升高，说明非患者之所以不发生甲状腺肿大并不是因为其肾脏对碘的清除率降低，而是其甲状腺摄碘的能力更强，不需要甲状腺增生即可获得需要的碘量。这说明甲状腺摄碘有较大的个体差异。

2.富碘

首例富碘致甲状腺肿是在 1938 年报道的，最早发现于日本的北海道地区，发病占人群的 6%～12%。以后在我国沿海地区（渤海湾）也陆续有报道。报道总结 154 例，其中功能正常的甲状腺肿占 39%，无甲状腺肿的甲状腺功能减退占 17%，其余为甲减合并甲状腺肿。

地方性富碘甲状腺肿根据摄碘途径分为食物性和水源性，根据发病地区可分为海滨性和内陆性 2 类。1964 年，Suzuki 首次报道日本北海道沿海居民食用大量海藻，每天摄碘 $10\sim50\ mg$，学龄儿童甲状腺肿患病率高达 6.6%～7.0%，而北海道内地只有 1.3%。马泰在我国首次报道河北黄骅市滨海居民因饮用富碘水而造成富碘甲状腺肿的流行，甲状腺肿高达 28.4%，甲状腺肿患病率为 7.3%。山东、广西也有类似报道，均在滨海地区，属水源性或食物性。后又在新疆、山西、内蒙古发现内陆性富碘甲状腺肿的报道，这些地区多为盆地或山脉延伸的高地，系古代洪水冲刷，含碘丰富的水沉积所致。富碘可以导致甲状腺肿，这已为大量的流行病学资料和动物实验所证实。

1987 年于志恒等编制出了著名的 U 形曲线，表明碘摄入量与人群甲状腺肿大率之间存在明显的剂量反应关系，碘摄入量在一定的适宜范围内，甲状腺肿处于散发水平，在人群中尿碘 $<45\ \mu g/L$ 时，甲状腺肿大与尿碘成反比；尿碘 $>1\ 000\ \mu g/L$ 时，甲状腺肿大与尿碘成正相关，呈 U 形曲线。从流行病学看，水中碘含量 $>800\ \mu g/L$ 就会发生富碘甲状腺肿流行。动物实验也证明，饮水碘浓度在 $250\sim300\ \mu g/L$ 时，甲状腺肿大率和形态与碘浓度存在明显的剂量-反应关系。国内文献报道，$100\sim600\ \mu g/L$ 的碘摄入量范围内，随着碘摄入量增加，弥漫性甲状腺肿患病率逐渐降低，结节性甲状腺肿患病率无明显变化。缺碘地区甲状腺单发结节高发，富碘地区多发结节高发。缺碘和碘充足地区甲状腺肿有自主功能。非毒性甲状腺肿，特别是富碘甲状腺肿存在自身免疫异常。流行病学调查研究表明,碘与甲状腺肿流行呈 U 形关系是一个客观存在的规律。

3.高氟

近年来,除了氟对软组织的损伤作用,越来越多证据引起学者对高氟致甲状腺肿的关注。甲状腺是动物机体重要的内分泌器官,具有较强的摄氟能力。有资料报道,氟化物可明显影响甲状腺的形态结构,在适碘条件下长期摄入过量氟的大鼠甲状腺质量及相对质量增加明显,发生甲状腺肿大;病理组织切片结果同样显示,长期摄入高氟可导致甲状腺发生胶质潴留性肿大的病理改变,并可见到相互融合的大滤泡。也有研究表明,氟化物能破坏甲状腺的功能,严重干扰甲状腺正常功能的发挥。观察氟对大鼠甲状腺形态、甲状腺过氧化物酶(TPO)活性剂血清甲状腺激素的影响,高氟组有部分滤泡明显增大,滤泡腔内充满浓染胶质。低氟组、中氟组、高氟组各组随着氟剂量增加,甲状腺过氧化物酶活性与对照组相比明显下降($P<0.05$),高氟组 FT_4 水平与对照组相比显著降低($P<0.05$),有统计学意义。因此长期摄入过量氟可造成甲状腺组织学改变,抑制甲状腺过氧化物酶活性,从而造成甲状腺激素合成降低。由此可见,氟化物可引起甲状腺肿大,并导致甲状腺代谢功能异常。

4.甲状腺激素需要量的激增

青春期、妊娠期、哺乳期和绝经期的妇女,机体代谢旺盛,甲状腺激素的需要量激增,导致长期的促甲状腺激素过度分泌,亦可促使甲状腺增生肿大,这是一种生理现象。由于在此种情况下甲状腺激素需要量的增高是一时性的,所以甲状腺的肿大程度不如因缺碘引起的肿大显著,而且这种甲状腺肿大常在成年或妊娠以后自行恢复。

5.甲状腺激素合成和分泌障碍

在非流行区,部分单纯性甲状腺肿的发生是由于甲状腺激素生物合成和分泌过程中某一环节的障碍引起的,如过氯酸盐、硫氰酸盐、硝酸盐等可妨碍甲状腺摄取无机碘化物。卷心菜、萝卜、油菜籽等含有一种含硫的葡萄糖苷,即L-5-2-烯二硫氧氮环,此种物质经过水解后,可产生硫氰酸盐,硫氰化合物能抑制碘的有机化,使甲状腺激素的合成受阻,因而引起甲状腺肿。食物引起的甲状腺肿的流行往往具有季节性,只有大量食用这些食物时,才会造成流行。

另外,长期服用磺胺类药物、硫脲类药物能阻止甲状腺激素的生物合成,由此引起血液中甲状腺激素减少,也就是增强了腺垂体促甲状腺激素的分泌,促使甲状腺肿大。隐性遗传的先天性缺陷如过氧化物酶等的缺乏,也能造成甲状腺激素生物合成或分泌障碍,引起甲状腺肿大。

(三)临床表现

弥漫性甲状腺肿大多表现为甲状腺肿大而无全身症状,常在健康查体或青春期、妊娠期及哺乳期才被发现。在严重流行地区,男女间的患病率大致相等;在较轻的流行地区,男女发病率之比约为 1:(2~3)。患者早期无明显不适,基础代谢率正常,甲状腺肿大程度轻,质地均匀而柔软,一般不产生压迫症状。随着肿瘤增大,可出现下列症状。

1.呼吸困难

患者有明显的活动性气促症状,是由于弥漫性肿大的甲状腺压迫,气管所致。肿大的腺体自一侧压迫气管向对侧移位或变弯曲;自两侧压迫,气管变扁平变窄。轻者呼吸困难,在颈过伸或仰卧时,呼吸困难加重。如气管壁长时期受压,可出现软化,引起窒息。

2.吞咽困难

胸骨后甲状腺肿大更容易导致压迫,可能压迫食管,引起吞咽时不适感,但不会引起明显梗阻症状。

3.颈静脉、上腔静脉受压

此种情况多见于位于胸廓入口的大的甲状腺肿,尤其是胸骨后甲状腺肿。患者可以出现头面部及上肢淤血、水肿,同时出现颈部和胸前表浅静脉的明显扩张。

4.神经受压

神经受压多为一侧压迫喉返神经,引起声带麻痹,致声音嘶哑。如压迫颈部交感神经链,可引起霍纳综合征。

碘致甲状腺肿的发生时间不等,从摄碘后几个月至几年,表现为:①甲状腺肿大。多呈弥漫型,与低碘甲状腺肿相比质地较韧,触诊时比较容易触及,边界光滑,界限清楚。新生儿富碘甲状腺肿可压迫气管,甚至窒息。②多数报道血清 T_3、T_4、TSH 正常,也有报道 T_4 低、TSH 高,出现甲状腺功能减退或亚临床甲状腺功能减退。在富碘地区的绝大多数的人群,包括甲状腺肿患者在内,其甲状腺功能多数正常。③富碘甲状腺肿患者 24 小时甲状腺吸碘率下降,一般低于 10%。过硫酸钾排泄试验阳性。④水源性富碘甲状腺肿病区报道,在未采取任何干预措施的情况下,儿童期的富碘甲状腺肿进入成年期后多自行消退,显示对富碘的摄入有较强的耐受性。⑤停止摄碘 1~2 周后,尿碘、血清碘和甲状腺摄碘率都可恢复正常,少数患者甲状腺肿明显消退。

富碘致甲状腺肿容易发生在甲状腺本身已有异常的患者,如甲状腺功能亢进、慢性淋巴细胞性甲状腺炎、甲状腺功能亢进用^{131}I或手术治疗后的患者。

(四)诊断和鉴别诊断

根据地方性流行和吞咽时随喉和气管上下移动这个特征,诊断该病并不困难。患者早期可以没有症状,后期出现邻近器官组织受压现象。如有炎症及恶变存在,甲状腺肿与周围组织发生严重粘连,则肿大腺体不随吞咽上下活动。这点有助于与单纯性甲状腺肿相区别。

甲状腺功能检查在早期多属正常,可有 T_4 降低,但 T_3 值正常或较高,TSH升高,失代偿时,T_3、T_4 和 TSH 值都降低。核素扫描示甲状腺增大或变形,放射性图像分布不均匀。甲状腺吸碘率较高,峰值多在 $24\sim48$ 小时出现,即所谓的"饥饿曲线",但可被 T_3、T_4 抑制。尿碘排出量低于 $50\ \mu g/L$。以上辅助检查对诊断该疾病有参考价值。

超声检查:两侧腺叶不规则增大,常不对称,腺体内的实质回声增强,分布不均匀,实质内可见多个大小不等的结节样回声,单发较少;结节的大小一般不超过 $5\sim6$ cm,也可多结节融合,其边界多不清晰;结节周围是正常腺体组织,结节间有强回声纤维光带分隔;结节内多为中等偏强回声,少数为低回声,部分结节可出现纤维组织增生、钙化、出血、坏死及囊性变等,超声声像图显示结节内回声强弱不均,可伴有大小不等的强回声钙化斑和液性暗区。CDFI 显示结节内部血流信号较少,整个腺体内可见点状分布的血流信号,偶见较粗迂曲状血管在结节之间环绕。另有部分结节性甲状腺肿呈现囊性变,声像图显示呈无回声反射,透声好,后方回声增强,边界清晰,内可见点状强回声结晶伴彗星尾征。

(五)治疗

一般情况下,25 岁以前年轻人的弥漫性甲状腺肿,常是青春期甲状腺激素需要量激增的结果,多能在青春期过后自行缩小,不需手术治疗。手术治疗不但妨碍了此时期甲状腺的功能,且复发率可高达 40%。少数需治疗患者的治疗方法是:对于早期轻度甲状腺肿患者,每天服用碘化钾 $10\sim30$ mg,或复方碘溶液 $3\sim5$ 滴,一般在 $3\sim6$ 个月内可以消肿;中度以上的甲状腺肿最好加服甲状腺激素,每天 $60\sim120$ mg,经过 $6\sim12$ 个月半数患者可治愈,妊娠、哺乳期适当增加甲状腺片剂量,每天不超过 160 mg。亦可服用相当剂量左甲状腺素。

富碘致甲状腺肿应针对病因治疗,停止摄碘 $1\sim2$ 周后,尿碘、血清碘和甲状腺摄碘率都可恢复正常,少数患者甲状腺肿明显消退。另外,人对富碘的摄入有较强的耐受性,儿童期的富碘甲状腺肿进入成年期后多自行消退。

弥漫性甲状腺肿有压迫症状时,应适时行手术治疗。有些患者虽无呼吸困难,但 CT 检查气管已有变形、移位甚至狭窄,或虽发声无明显改变,但喉镜检查已确定一侧声带麻痹,均可适当采取手术治疗。巨大的单纯性甲状腺肿,虽未引起压迫症状,但影响生活和工作,也应予以手术治疗。

第三节　甲状腺功能亢进症

一、概述

甲状腺功能亢进症(简称甲亢)也称甲状腺毒症,是指甲状腺病态地合成和分泌过量甲状腺激素或因甲状腺外的某些原因导致血液循环中甲状腺素浓度过高,从而作用于全身组织而引起的一系列高代谢综合征。主要表现为多食、消瘦、怕热、多汗、心慌、激动、眼球突出、甲状腺肿大等。致体内甲状腺激素过多的原因多种多样,但无论是何种原因引起的甲状腺激素过多,临床上所表现的代谢异常是一样的,因此一般认为"甲状腺功能亢进症"和"甲状腺毒症"这 2 个术语是通用的。但也有学者认为,甲亢是由于甲状腺本身合成并释放甲状腺激素过多所致,而甲状腺毒症则包括了所有原因引起的高甲状腺素血症。

甲亢是内分泌系统疾病中最常见的疾病,在众多致甲亢的病因中弥漫性甲状腺肿伴甲亢最多见,此类患者占全部甲亢患者的 80% 以上,故通常所说的甲亢多指此病。因本病患者多数同时有高代谢综合征和甲状腺肿大,故称其为毒性弥漫性甲状腺肿,又称 Graves 病(简称 GD)。甲状腺疾病的发病率各地区有所不同,发病率约为 31/10 万,女性多见,男女之比为 1∶4～1∶6,各年龄组均可发病,以 20～40 岁多见。

二、病因与发病机制

甲亢的病因较多,根据不同的病因分为以下几种。

(1)毒性弥漫性甲状腺肿:属于自身免疫性疾病,与 TSH 受体抗体异常有关。

(2)毒性多结节性甲状腺肿:与结节自主性分泌过多甲状腺激素有关。

(3)自主性高功能甲状腺结节:腺瘤自主性分泌过多甲状腺激素。

(4)甲状腺癌(滤泡性甲状腺癌):癌肿组织自主性分泌过多甲状腺激素。

（5）新生儿甲亢：因母亲患有 Graves 病，其体内的 TSH 受体抗体通过胎盘进入胎儿体内，导致新生儿甲亢。

（6）碘甲亢：碘诱发甲状腺合成过多的甲状腺激素。

（7）垂体性甲亢：由于血液循环中 TSH 过高，对甲状腺造成过度刺激所致。

（8）HCG 相关性甲亢：见于葡萄胎、绒毛膜上皮癌和妊娠呕吐。这 3 种患者血清 HCG 增高，HCG 与 TSH 分子结构有同源性，可增高甲状腺兴奋活性。

（9）卵巢甲状腺肿伴甲亢：由于异位甲状腺激素产生。

（10）甲状腺炎性甲亢：继发于各种原因的甲状腺炎引起破坏性改变，甲状腺素过度释放，而甲状腺激素合成并无增加。又分为亚急性甲状腺炎、桥本甲状腺炎、放射性甲状腺炎、产后甲状腺炎。

（11）药源性甲亢：主要原因是有意或意外服用过量甲状腺激素。

GD 为甲亢的最常见原因，属器官特异性的自身免疫性疾病。本病有显著的遗传倾向，目前发现它与人白细胞抗原有关，有体液免疫与细胞免疫的参与。GD 患者甲亢的发生主要与抗体介导的体液免疫有关。在 GD 患者的血清中，存在针对甲状腺细胞 TSH 受体的特异性自身抗体，称为 TSH 受体抗体，也称为 TSH 结合抑制性免疫球蛋白。TSH 和促甲状腺素受体抗体均可以与 TSH 受体结合，并通过腺苷酸环化酶-cAMP 和/或磷脂酰肌醇-Ca^{2+} 信号传导途径产生 TSH 的生物学效应，即甲状腺细胞增生、甲状腺激素合成和分泌增加。促甲状腺素受体抗体分为 3 种类型，即 TSH 受体刺激性抗体、TSH 刺激阻断性抗体和甲状腺生长免疫球蛋白，它们与 TSH 受体结合的具体部位可能不同。其中，甲状腺刺激抗体与 TSH 受体结合产生类似 TSH 的生物学效应，是 GD 患者甲亢的直接致病原因；95%未经治疗的 GD 患者甲状腺刺激抗体阳性，母体的甲状腺刺激抗体也可通过胎盘，导致胎儿或新生儿发生甲亢。TSBAb 与 TSH 受体结合则阻断 TSH 与受体结合，抑制甲状腺增生和甲状腺激素合成。GD 患者可有刺激性和阻断性 2 种抗体并存，当刺激性抗体占优势时临床上表现为甲亢。临床上部分 GD 患者出现的自发性甲减与血清 TSBAb 升高有关。甲状腺生长刺激免疫球蛋白与甲状腺 TSH 受体结合，仅刺激甲状腺细胞增生导致甲状腺肿大，不引起甲状腺功能改变。除促甲状腺素受体抗体外，50%～90%的 GD 患者也存在其他针对甲状腺的自身抗体，如甲状腺过氧化物酶抗体、甲状腺球蛋白抗体。临床观察发现，甲状腺过氧化物酶抗体与抗甲状腺球蛋白抗体滴度高的患者在治疗中易发生甲减。最近又发现，GD 患者血清中存在针对钠碘转运蛋白的自身抗体，其病理生理作用尚不清楚。另外，环境因素可能参与了 GD 的发生,如细菌感染、性激素、应激和锂剂等都对 GD 的发生和发展有重要影响。耶尔森菌属与 GD 的关系受到关注,因该菌具有与 TSH 受体相类似的蛋白序列而可能成为共同抗原,但目前尚无足够的临床和实验证据说明耶尔森菌属可引起甲亢。

三、临床表现

GD 临床表现复杂多样,多数起病缓慢,难以确定发病日期,少数患者在精神创伤或感染后应激急性起病。临床表现不一,轻重差别甚大,病情轻者可与神经官能症相混淆,有的患者以心律失常、恶病质或肌病、突眼等为主要表现。临床上女性患者甲状腺肿大较明显,而男性患者则较女性为轻,女性心悸、情绪不稳定较多见,男性则多食易饥、消瘦、乏力较典型。GD 典型的表现为甲状腺激素分泌过多所致的高代谢综合征、甲状腺肿和眼征,并可见精神、神经、心血管、肌肉、骨骼、生殖、造血等系统症状。应注意老年和小儿患者表现多不典型。典型 GD 病例常有下列表现。

(一)高代谢综合征

患者可表现为怕热、多汗,皮肤、手掌、面、颈、腋下皮肤红润多汗。常有低热,严重时可出现高热。患者常有心动过速、心悸、胃纳明显亢进,但体重下降,疲乏无力。

(二)甲状腺肿

很多患者以甲状腺肿大为主诉,呈弥漫性对称性肿大,质地不等、无压痛,吞咽时上下移动。部分患者甲状腺上下极可触及震颤,并可闻到血管杂音。少数患者的甲状腺肿大不对称,或肿大不明显。

(三)眼征

有以下几种:①眼睑裂隙增宽,少眨眼睛和凝视;②眼球内侧聚合困难或欠佳;③眼向下看时,上眼睑因后缩而不能跟随眼球下落;④眼向上看时,前额皮肤不能皱起。浸润性突眼指眼球显著突出,突眼度超过 18 mm,少数患者仅有单侧突眼,临床表现为眼内异物感、胀痛、畏光、流泪、复视、斜视、视力下降,体检可见眼睑肿胀,结膜充血水肿,眼球活动受限,严重者眼球固定,眼睑闭合不全、角膜外露而形成角膜溃疡、全眼炎,甚至失明。

四、诊断和鉴别诊断

典型甲亢患者,凭其临床症状和体征即可明确诊断;对于不典型或病情比较复杂的患者,则需通过实验室检查做出明确诊断。甲亢患者的检查项目很多,每项检查都有一定的临床意义。根据每位患者的不同情况,有针对性地选择一些项目进行检查是非常必要的。

(一)诊断

1.诊断步骤

(1)确定有无甲亢,如有高代谢症状和体征、血清甲状腺激素增高,甲亢诊断即可成立。故对临床上可疑的患者,首先检查血清甲状腺激素水平,但需除外垂体性甲亢,其他原因的甲亢均表现为 TSH 水平的降低。

(2)确定甲亢是否由甲状腺合成激素过多引起,^{131}I 摄取率的测定有一定的帮助。GD、多结节性甲状腺肿伴甲亢、自主性高功能甲状腺结节等表现为^{131}I 摄取率增高、高峰前移,亚急性甲状腺炎、桥本甲状腺炎、放射性甲状腺炎、产后甲状腺炎等引起的甲亢则表现为^{131}I 摄取率降低。

(3)确定引起甲状腺毒症原因是否系 GD。无论临床上是否有高代谢综合征,只要血清甲状腺激素增高、血清 TSH 降低并伴弥漫性甲状腺肿者,GD 即可确诊。促甲状腺素受体抗体和甲状腺刺激抗体阳性、其他甲状腺自身抗体阳性、浸润性突眼、胫前黏液性水肿等指标支持 GD 的诊断。结节性甲状腺肿、甲状腺自主性高功能腺瘤等通过甲状腺核素显像及超声显像辅助诊断。

2.检验诊断

甲状腺疾病主要是由于甲状腺功能紊乱引起的。甲状腺的功能主要是通过检查甲状腺分泌的激素(即甲状腺激素)判定。

甲状腺功能的判定也可通过一些功能性试验证实,如三碘甲状腺原氨酸抑制试验(T_3抑制试验)、TRH 兴奋试验、甲状腺摄^{131}I 率、过氯酸钾释放试验(高氯酸盐排泌试验)等。

(1)血清总胆固醇测定。①测定方法:胆固醇氧化酶法(COD-PAP 法)。②参考范围:成人为 2.8～5.2 mmol/L,儿童＜4.4 mmol/L。③临床诊断意义:甲亢患者体内胆固醇合成增加,胆固醇分解排泄亦相应增加,由于胆固醇分解排泄大于合成,因而血清胆固醇水平会有所降低。这主要是因为甲状腺激素可促进脂肪合成和降解,以降解更为明显。甲亢时,过多的激素增加导致胆固醇转化为胆酸自胆汁经肠道排出,故血中胆固醇浓度降低;甲减时,血胆固醇常增高,主要是由于胆固醇分解代谢减慢,对 TG 和磷脂基本也是如此。甲状腺激素也可通过增强腺苷环化酶系统的影响和致敏组织对儿茶酚胺、生长素等脂肪动员激素的作用而促进脂肪降解。

（2）血清甲状腺激素及促甲状腺激素。①测定方法：放射免疫分析、化学发光免疫分析、免疫放射分析和时间分辨免疫荧光法。②标本：血清。标本在室温下放置不超过 8 小时，2～8 ℃冷藏不超过 48 小时，－20 ℃可保存 1 个月。避免反复冻融。③临床诊断价值和评价：TT_4 是判定甲状腺功能最基本的筛选指标。甲亢患者 TT_4 明显升高，可达正常时的 2～3 倍，符合率可达 95％左右。TT_3 与 TT_4 常平行变化，但轻型甲亢及甲亢早期 TT_4 不如 TT_3 灵敏，TT_3 升高较快，可达正常值 4 倍。此外，TT_3 测定是 T_3 型甲亢（TT_4 正常而仅有 TT_3 增高）的一种特异性诊断指标，功能亢进性甲状腺瘤或多发性甲状腺结节性肿大患者，以及缺碘地区较多见此类型甲亢。缺碘时 TT_3 水平升高，是机体内环境自身调节机制所致，以维持正常甲状腺功能，是地方性甲状腺肿流行区甲减发病率相对较少的原因。缺碘地区甲亢患者，合成的甲状腺激素以需碘较少的 T_3 为主，故也常表现为 T_3 型甲亢。甲亢治疗过程中，TT_4 反应最灵敏，当病情尚未达到临床控制标准前，TT_4 已降至正常或偏低，此时 TT_3 仍可高于正常。当 TT_4 明显低于正常，而 TT_3 还未降低、TSH 还未升高时，应及时调整药量，避免出现药物性甲减。甲亢复发时，以 TT_3 升高较早，故 TT_3 值升高可作为甲亢复发的先兆诊断指标。甲亢用 ^{131}I 治疗后，若 T_3 值仍高，常提示治疗失败，故 TT_3 是早期观察甲亢治疗效果及停药后复发的灵敏指标。

TT_4、TT_3 测定的结果受 TBP 浓度的影响甚大。当患者 TBP 浓度增高时，如妊娠、口服避孕药或雌激素、急性间歇性卟啉症、病毒性肝炎、家族性 TBG 增多症及口服奋乃静等，可使 TT_4 值增高；使用雄激素、合成代谢类固醇、泼尼松、苯妥英钠和皮质醇增多症、肾病综合征、家族性 TBG 减少症、严重低蛋白血症及外科手术时，可使 TT_4 值下降。故当 TBG 浓度正常时，TT_4、TT_3 能反映甲状腺功能状态；当 TBG 浓度或结合力有改变时，TT_4、TT_3 测定不可靠，需同时测定 FT_4、FT_3，血清 FT_4 与 FT_3 更能准确地反映甲状腺功能状态。甲亢患者血清中 rT_3 含量升高，甲亢治疗中 T_3 下降较快，但 rT_3 下降缓慢，如果 rT_3 低于正常常提示用药过量。

甲状腺功能改变时，TSH 变化较 T_3、T_4 更迅速显著，血清 TSH 是反映下丘脑-垂体-甲状腺功能的敏感指标。甲亢患者血中过多的甲状腺激素抑制了垂体 TSH 的分泌，使血清中 TSH 低于正常甚至不能测出。临床上血清 TSH 水平明显降低，并结合血清 T_3、T_4 水平增高，基本上可确定为甲亢。但是有一种很少见的甲亢，其血清 TSH 水平增高，这种甲亢是垂体促甲状腺激素腺瘤所致，这是因为垂体促甲状腺激素腺瘤分泌过多的 TSH，继而兴奋甲状腺，引起甲状腺激素合成分泌增多。

(3)抗甲状腺球蛋白抗体测定。甲状腺球蛋白作为甲状腺激素的储存形式，主要存在于甲状腺内。因此，抗甲状腺球蛋白抗体是针对甲状腺的特异性自身抗体。①测定方法：RIA、化学发光免疫分析、酶联免疫吸附试验（ELISA）和间接免疫荧光法。②标本：血清。③参考值和参考范围：成人正常值<0.3，间接免疫荧光法阴性。④临床诊断意义与评价：甲亢患者血清抗甲状腺球蛋白抗体升高，50%～90%的甲亢患者血清中可检出抗甲状腺球蛋白抗体。如果抗甲状腺球蛋白抗体长期持续阳性，且滴度较高，提示患者有发展为自身免疫性甲减的可能。

(4)抗甲状腺过氧化物酶抗体测定。甲状腺过氧化物酶是甲状腺微粒体的主要有效成分，即甲状腺激素合成中的关键酶，参与碘的氧化、酪氨酸残基碘化及碘化酪氨酸的连接，也是甲状腺特有的蛋白，因此抗甲状腺过氧化物酶抗体是针对甲状腺的特异性自身抗体。鉴于抗甲状腺微粒体抗体测定中使用的抗原不纯，可出现假阳性结果，目前一些实验室已用甲状腺过氧化物酶抗体代替抗甲状腺微粒体抗体。①测定方法：ELISA、RIA和化学发光免疫分析。②标本：血清。③参考值和参考范围：成人正常值<0.2。④临床诊断意义：甲亢患者血清甲状腺过氧化物酶抗体升高，50%～90%的甲亢患者血清中可检出甲状腺过氧化物酶抗体。如果甲状腺过氧化物酶抗体长期持续阳性，且滴度较高，提示患者有发展为自身免疫性甲减的可能。

(5)甲状腺刺激性抗体。甲状腺刺激性抗体又称甲状腺刺激性免疫球蛋白或促甲状腺素受体抗体。甲状腺刺激抗体是一种甲状腺的自身抗体，在毒性弥漫性甲状腺肿自身免疫过程中产生，可以刺激甲状腺产生甲状腺激素。测定促甲状腺素受体抗体有利于对弥漫性毒性甲状腺肿发病机制的研究。目前，已知与甲状腺素受体有关的抗体有甲状腺刺激抗体、甲状腺生长刺激免疫球蛋白、甲状腺功能抑制抗体。①测定方法：ELISA和放射受体测定法。②参考值：结果以甲状腺刺激性抗体指数表示，健康人群以促甲状腺激素受体刺激性抗体<1.25为正常上限。③临床诊断意义：用于临床诊断Grave病，80%～100%的毒性弥漫性甲状腺肿患者血中可检查到甲状腺刺激抗体，而在其他类型的甲亢患者血中甲状腺刺激抗体很少被查到。测定甲状腺刺激抗体对鉴别各种类型的甲亢具有很高的价值，但须注意的是，少数毒性弥漫性甲状腺肿患者血中也检查不到甲状腺刺激抗体，这可能是由于甲状腺刺激抗体测定方法还不够灵敏，微量的甲状腺刺激抗体不能检测出来。甲状腺刺激抗

体可作为甲亢和甲减病因鉴别,为 Grave 病的缓解、恢复或复发提供有效的监测指标。

(6)甲状腺摄[131]I率。甲状腺有吸收和浓集碘的能力。放射性核素[131]I具有与普通无机碘相同的生化作用。口服[131]I后大部分被甲状腺摄取而蓄积于甲状腺中,小部分未被甲状腺摄取的[131]I由尿中排出。[131]I进入人体后被甲状腺摄取的速度及数量,取决于甲状腺的功能状态,甲亢时甲状腺摄取[131]I的能力增强、速度加快。甲减时相反。利用这个原理,给受检查者一定量的放射性[131]I,然后通过测定甲状腺部位的放射性计数可以计算出其甲状腺摄[131]I速率和强度,从而作为判断甲状腺功能状态的一项指标。①测定方法:盖革计数管测定法。②参考范围:3 小时、24 小时值分别为 $5\% \sim 25\%$ 和 $20\% \sim 45\%$,高峰在 24 小时出现。③临床诊断意义与评价:甲状腺摄[131]I率主要用于甲亢的诊断,符合率达 90%。甲亢者3 小时甲状腺摄[131]I 率$>25\%$,24 小时甲状腺摄[131]I 率$>45\%$,且高峰前移。由于本试验与甲亢病情不呈平行关系,且有些甲亢患者治疗后其摄[131]I率仍显著提高,故不能作为病情轻重、演变和疗效观察的指标,但可用于不同病因甲亢的鉴别,如摄[131]I率降低者可能为甲状腺炎伴甲亢、碘甲亢或外源激素引起的甲亢。甲状腺功能正常的缺碘性甲状腺肿摄[131]I率也可增高,但一般无高峰前移,可作 T_3 抑制试验鉴别。

(7)三碘甲状腺原氨酸抑制试验(T_3抑制试验)。健康人垂体-甲状腺轴呈反馈调节关系,故服用外源性 T_3 后血中 T_3 浓度升高,通过负反馈抑制内源性 TSH 合成与分泌,使甲状腺摄[131]I率较服药前明显降低,但弥漫性毒性甲状腺肿者由于存在病理性甲状腺刺激物,刺激甲状腺引起摄[131]I增高,甲状腺摄[131]I不受 T_3 抑制。①检查指征:用于鉴别甲状腺肿伴摄[131]I率升高是因甲亢还是单纯甲状腺肿所致。②测定方法:测甲状腺摄[131]I率后,口服 T_3 20 mg,每天 3 次,连续六天,第 7 天再测摄[131]I率。③临床诊断意义:健康人及单纯甲状腺肿患者 T_3 抑制试验摄[131]I率下降 50% 以上,而甲亢患者不被抑制,故摄[131]I率下降$<50\%$。个别患者摄[131]I率反而较服用 T_3 前升高。

抑制率(%)=(第1次摄[131]I率-第 2 次摄[131]I率)/第 1 次摄[131]I率×100%。

(8)TRH 兴奋试验。TRH 是下丘脑合成及分泌的一种激素,可促进垂体促甲状腺激素的合成与分泌。TRH 的合成及分泌受血中甲状腺激素的调节。血中甲状腺激素增高(甲亢)可抑制下丘脑 TRH 的生成,继而使垂体促甲状腺激素生成减少;也可以直接抑制垂体促甲状腺激素的生成。血中甲状腺激素减少(甲减)可以兴奋下丘脑 TRH,继而引起垂体促甲状腺激素生成增加;还可以直接兴奋垂体促甲状腺激素的生成。TRH 是最早提纯并进行人工合成的下丘脑的一种神经肽类激素，无种属特异性，临床上可用人工合成的 TRH 进行试验。目前国内合成 TRH 已在临床应用。通过静脉注射 TRH，然后观察垂体 TSH 生成的多少判断是甲亢、甲减还是健康人。①测定方法：清晨静脉注射 TRH 200~1 000 μg，分别于注射前及注射后 15 分钟、30 分钟、60 分钟、90 分钟、120 分钟采血，测定 TSH。②参考范围：健康人 TSH 水平较注射前升高 3~5 倍，高峰出现在 30 分钟，可达 10~30 mU/L，并持续 2~3 小时。③临床诊断意义与评价：典型甲亢患者的血清 T_3、T_4 增高，反馈抑制垂体 TSH 释放，静脉注射 TRH 后各个时间血清 TSH 均无增高反应。亚临床甲亢患者的血清 T_3、T_4（包括 TT_3、TT_4、FT_3、FT_4）正常，血清 TSH 基本正常，静脉注射 TRH 后各个时间血清 TSH 均无明显增高，结合患者的症状和体征，这种结果提示患者可能为亚临床甲亢。弥漫性毒性甲状腺肿时，患者血清 T_4 和 T_3 浓度增高，通过直接负反馈，在垂体前叶阻断 TRH 的作用，因此静脉注射 TRH 后血清 TSH 无增高（无反应），若 TSH 升高（提示有反应）则可排除此种甲亢存在。TRH 试验无反应，在诊断甲亢前宜先除外垂体疾病或其他影响因素。TRH 试验的优点是省时，可在 2 小时内完成，不引起放射性核素进入体内，无服用甲状腺制剂引起的不良反应，尤其是对老年及合并冠心病者安全适用，不会加重心脏病症状。

（二）鉴别诊断

本病的鉴别诊断主要是不同病因甲亢的鉴别，依赖各种实验诊断。其次是临床表现不典型的病例易与其他疾病的症状相混淆，如可因心动过速被误诊为病毒性心肌炎、自主神经功能失调；房颤被误诊为冠心病；腹泻常被误诊为结肠炎；食欲减退、消瘦、体重剧减被误诊为消化道肿瘤；淡漠型甲亢被误诊为脑动脉硬化、精神抑郁症；因精神症状被误诊为精神分裂症；单侧突眼要与眶内肿瘤、颅底肿瘤鉴别。临床上只要能想到此病，通过血甲状腺激素的测定，一般不难鉴别。

五、治疗

（一）一般治疗

甲亢的一般治疗包括注意休息，补充足够热量和营养，如糖、蛋白质和 B 族维生素。失眠可给苯二氮䓬类镇静药，如地西泮片。心悸明显者可给予 β 受体阻滞药，如普萘洛尔。目前针对甲亢的治疗主要采用以下 3 种方式：抗甲状腺药治疗，^{131}I治疗，甲状腺次全切除术。

上述 3 种疗法各有利弊。抗甲状腺药治疗可以保留甲状腺产生激素的功能，但是疗程长，治愈率低，复发率高；^{131}I 和甲状腺次全切除都是通过破坏甲状腺组织减少甲状腺激素的合成和分泌，疗程短，治愈率高，复发率低，但是甲减的发生率显著增高。

1.抗甲状腺药治疗

甲亢的主要治疗药物是抗甲状腺药，如 PTU、MMI；其他治疗药物如碳酸锂，可抑制甲状腺激素分泌，主要用于对抗甲状腺药和碘剂均过敏的患者。对年龄在 20 岁以下、妊娠甲亢、年老体弱或合并严重心、肝、肾疾病不能耐受手术者均宜采用药物治疗，首选抗甲状腺药治疗。抗甲状腺药的剂量选择可分为控制、减量和维持 3 个阶段。

(1)控制阶段：MMI 30～45 mg/d 或 PTU 300～450 mg/d，分 3 次口服。MMI 半衰期长，可以每天单次服用。当症状消失，血中甲状腺激素水平接近正常后逐渐减量。由于 T_4 的血浆半衰期为 7 天，加之甲状腺内储存的甲状腺激素释放约需要 2 周时间，所以抗甲状腺药开始发挥作用多在 4 周以后。

(2)减量阶段：每 2～4 周减药 1 次，每次 MMI 减量 5～10 mg/d(PTU 50～100 mg/d)，减至最低有效剂量时维持治疗。

(3)维持阶段：当患者病情控制良好，MMI 5～10 mg/d，PTU 50～100 mg/d，总疗程一般为 1～1.5 年。需注意的是，在用药的任何阶段，尤其是当患者遭受感染或精神受创时需加大药量，待病情稳定后再逐渐减量。

起始剂量、减量速度、维持剂量和总疗程均存在个体差异，需要根据临床实际掌握。近年来提倡 MMI 小量服用法，即 MMI 15～30 mg/d，治疗效果与40 mg/d 相同。治疗中应当监测甲状腺激素水平，但是不能用 TSH 作为治疗目标，因为 TSH 的变化滞后于甲状腺激素水平 4～6 周。

2.^{131}I治疗

^{131}I治疗甲亢的历史悠久，现在是国外治疗成人甲亢的首选疗法。

(1)^{131}I治疗甲亢的适应证：①成人 Graves 甲亢伴甲状腺肿大Ⅱ度以上；②抗甲状腺药治疗失败或过敏；③甲亢手术后复发；④甲亢性心脏病或甲亢伴其他病因的心脏病；⑤甲亢合并白细胞和/或血小板减少或全血细胞减少；⑥老年甲亢；⑦甲亢并糖尿病；⑧毒性多结节性甲状腺肿；⑨自主功能性甲状腺结节合并甲亢。

(2)^{131}I治疗甲亢相对适应证：①青少年和儿童甲亢，用抗甲状腺药治疗失败、拒绝手术或有手术禁忌证;②甲亢合并肝、肾等脏器功能损害;③浸润性突眼:对轻度和稳定期的中、重度浸润性突眼可单用[131]I治疗,对进展期患者可在[131]I治疗前后加用泼尼松。

3.甲状腺次全切除术

甲状腺手术治疗的治愈率在95%左右,复发率为0.6%~9.8%。

(1)甲状腺手术治疗的适应证:①中、重度甲亢长期药物治疗无效或效果不佳;②停药后复发,甲状腺较大;③结节性甲状腺肿伴甲亢;④对周围脏器有压迫或胸骨后甲状腺肿;⑤疑似与甲状腺癌并存者;⑥儿童甲亢用抗甲状腺药治疗效果差者;⑦妊娠期甲亢药物控制不佳者,可以在妊娠中期(第13~24周)进行手术治疗。

(2)手术切除:目前主张一侧行甲状腺全切,另一侧次全切,保留4~6 g甲状腺组织;也可行双侧甲状腺次全切除,每侧保留2~3 g甲状腺组织。

(3)甲状腺手术可能引起的并发症。①永久性甲减:术后甲减发生的原因除了手术损伤以外,Graves病本身的自身免疫损伤也是致甲减的因素。②甲状旁腺功能减退症:分为一过性甲状旁腺功能减退症和永久性甲状旁腺功能减退症。前者是由于甲状旁腺部分损伤或供应血管损伤所致,一般在术后1~7天内恢复;后者的发生率为0%~3.6%,需要终身治疗。③喉返神经损伤:发生率为0~3.4%。如果损伤是单侧性的,患者出现发音困难,症状可以在术后数周内恢复,可能遗留声音嘶哑;如果损伤是双侧性的,患者可出现气道阻塞,需要紧急处理。近年来随着[131]I应用的增多,手术治疗者较以前减少。需要注意的是,手术治疗须在患者甲亢病情被控制的情况下进行。

(二)其他药物治疗

1.碘剂

碘剂的主要作用是抑制甲状腺释放甲状腺激素。适应证:①甲状腺次全切除的准备;②甲状腺危象;③严重的甲状腺毒症心脏病;④甲亢患者接受急诊外科手术。

2.β受体阻滞药

甲状腺激素可以增加肾上腺能受体的敏感性。使用β受体阻滞药可以改善患者交感神经兴奋的症状(心悸、心动过速、兴奋不宁等症状),一般作为控制阶段的辅助用药与硫脲类药物配合使用,尤其是在开始治疗的1~2周内,抗甲状腺药尚未发挥作用时,β受体阻滞药对改善患者的临床症状疗效显著。β受体阻滞药发挥的药理作用:①从受体部位阻断儿茶酚胺的作用,减轻甲状腺毒症的症状。在抗甲状腺药作用完全发挥以前控制甲状腺毒症的症状。②抑制外周组织 T_4 转化为 T_3。③通过独立的机制(非肾上腺能受体途径)阻断甲状腺激素对心肌的直接作用。④对严重心动过速导致的心功能不全有效。

目前使用最广泛的 β 受体阻滞药是普萘洛尔,用法用量:20～80 mg/d,每6小时1次。哮喘和慢性阻塞性肺病禁用,甲亢妊娠女性患者慎用,心脏传导阻滞和充血性心力衰竭禁用。但是严重心动过速导致的心力衰竭可以使用。

3.锂制剂

碳酸锂可以抑制甲状腺激素分泌,与碘剂不同的是它不干扰甲状腺对放射碘的摄取,主要用于对抗甲状腺药和碘剂都过敏的患者,临时控制甲状腺毒症。碳酸锂的抑制作用随时间延长而逐渐消失。剂量为 300～500 mg,每8小时1次。由于锂制剂的不良反应较大,仅适用于短期治疗。

4.地塞米松

地塞米松 2 mg,每6小时1次,可以抑制甲状腺激素分泌和外周组织 T_4 转化为 T_3。PTU、碘化钾液和地塞米松三者同时给予严重的甲状腺功能亢进的患者,可以使其血清 T_4 的水平在 24～48 小时内恢复正常。本品主要用于甲状腺危象的抢救。

(三)甲亢相关并发症的药物治疗

1.甲状腺危象

(1)去除诱因:注意保证足够热量及液体补充,每天补充液体 3 000～6 000 mL。高热者积极降温,必要时进行人工冬眠。有心力衰竭者使用洋地黄及利尿药。

(2)抑制甲状腺激素合成:优先使用PTU,本品可阻断外周组织中 T_4 向具有生物活性的 T_3 转化。首剂 600 mg 口服或经胃管注入,继之 200 mg,每8小时1次;或 MMI 首剂 60 mg 口服,继之 20 mg,每8小时1次。

(3)抑制甲状腺激素释放:使用抗甲状腺药 1 小时后使用碘剂,复方碘溶液 5 滴,每6小时1次,或碘化钠 1.0 g,溶于 500 mL 5% 葡萄糖溶液中静脉滴注,第 1 个 24 小时可用 1～3 g。

(4)糖皮质激素:如地塞米松 2 mg,每6～8小时静脉滴注1次,或氢化可的松 50～100 mg,每6～8小时静脉滴注1次。

（5）无心力衰竭者或者心力衰竭被控制后可使用普萘洛尔 20～40 mg，每6小时1次，有心脏泵衰竭者禁用。经上述治疗有效者病情在1～2天内明显改善，1周内恢复，此后碘剂和糖皮质激素逐渐减量，直至停药。在上述常规治疗效果不满意时，可选用腹膜透析、血液透析或血浆置换等措施迅速降低血浆甲状腺激素浓度。

2.Graves 眼病

Graves 眼病也称为浸润性突眼、甲状腺相关性眼病，近年来称为 Graves 眶病。患者自诉眼内异物感、胀痛、畏光、流泪、复视、斜视、视力下降；检查见突眼（眼球凸出度超过正常值上限 4 mm），眼睑肿胀，结膜充血、水肿，眼球活动受限，严重者眼球固定，眼睑闭合不全，角膜外露而形成角膜溃疡、全眼炎，甚至失明。眶 CT 发现眼外肌肿胀、增粗。Graves 眼病的治疗首先要区分病情程度，病情分级为轻度 Graves 眼病（占 40%）、中度 Graves 眼病（占 33%）、重度 Graves 眼病（占 27%）。

（1）轻度 Graves 眼病：病程一般呈自限性，不需要强化治疗，治疗以局部和控制甲亢为主，主要有以下几种方法。畏光：戴有色眼镜；角膜异物感：使用人工泪液；保护角膜：夜间将结膜遮盖；眶周水肿：抬高床头；轻度复视：用棱镜矫正；强制性戒烟；控制甲亢是基础性治疗，因为甲亢或甲减可以促进 Graves 眼病进展；应当告知患者轻度 Graves 眼病是稳定的，一般不发展为中度和重度 Graves 眼病。

（2）中度和重度 Graves 眼病的药物治疗。

糖皮质激素：泼尼松 40～80 mg/d，分次口服，持续 2～4 周，然后每 2～4 周减量 2.5～10 mg。如果减量后症状加重，要减慢减量速度。糖皮质激素治疗需要持续 3～12 个月。静脉途径给药的治疗效果优于口服给药（前者有效率 80%～90%，后者有效率 60%～65%），但是局部给药途径不优于全身给药。静脉给药方法有多种，常用的方法是甲泼尼龙 500～1 000 mg 加入生理盐水静脉滴注冲击治疗，隔天1次，连用3次。但需注意已有甲泼尼龙引起严重中毒性肝损害和死亡的报道（发生率为 0.8%），提示可能与药物的累积剂量有关，故激素的总剂量不应超过 6.0 g。早期治疗效果明显，提示疾病预后良好。

眶放射治疗：适应证与糖皮质激素治疗基本相同，有效率 60%，对近期的软组织炎症和近期发生的眼肌功能障碍效果较好。糖尿病和高血压视网膜病变者是眶照射的禁忌证。本疗法可以单独应用或者与糖皮质激素联合使用，联合应用可以增加疗效。

眶减压术:目的是切除眶壁和/或球后纤维脂肪组织,增加眶容积。适应证包括:视神经病变(可能引起视力丧失),复发性眼球半脱位导致牵拉视神经(可能引起视力丧失),严重眼球突出引起角膜损伤。并发症是手术可能引起复视或者加重复视,尤其是在手术切除范围扩大者。

控制甲亢:对甲亢做根治性治疗(^{131}I或者手术切除),还是应用抗甲状腺药控制目前尚无定论。近期有3项临床研究证,实甲亢根治性治疗可以改善Graves眼病的治疗效果。另外,目前也允许在糖皮质激素保护下对甲状腺实施^{131}I治疗。但是,已有报告甲状腺功能低下加重Graves眼病,所以无论使用何种方法控制甲亢,使甲状腺功能维持正常对Graves眼病都是有益的。

吸烟可以加重本病,应当戒烟。

3.甲状腺毒症性心脏病

(1)抗甲状腺药治疗:立即给予足量抗甲状腺药,控制甲状腺功能至正常。

(2)^{131}I治疗:经抗甲状腺药控制甲状腺毒症症状后,尽早给予大剂量的^{131}I破坏甲状腺组织。为防止放射性损伤后引起的一过性高甲状腺激素血症加重心脏病变,给予^{131}I的同时需要给予β受体阻滞药保护心脏;^{131}I治疗后2周恢复抗甲状腺药治疗,等待^{131}I发挥其完全破坏作用;^{131}I治疗后12个月内,调整抗甲状腺药的剂量,严格控制甲状腺功能在正常范围;如果发生^{131}I治疗后甲减,应用尽量小剂量的左甲状腺素控制血清TSH在正常范围,避免过量左甲状腺素对心脏的不良反应。

(3)β受体阻滞药:普萘洛尔可以控制心动过速,也可以用于由于心动过速导致的心力衰竭。为克服普萘洛尔引起的抑制心肌收缩的不良反应,需要同时使用洋地黄制剂。

(4)处理甲亢合并的充血性心力衰竭的措施与未合并甲亢者相同,但是纠正的难度加大,洋地黄的用量也要增加。

(5)心房颤动可以被普萘洛尔和/或洋地黄控制。控制甲亢后心房颤动仍持续存在,可以施行电复律。

4.妊娠一过性甲状腺毒症

GTT在妊娠妇女中的发生率是2%～3%。本病发生与人绒毛膜促性腺激素的浓度增高有关。hCG与促甲状腺素有相同的α亚单位、相似的β亚单位和受体亚单位,所以hCG对甲状腺细胞TSH受体有轻度的刺激作用。本症血清TSH水平减低,FT_4或FT_3增高。临床表现为甲亢症状,病情的程度与血清hCG

水平增高程度相关,但是无突眼,甲状腺自身抗体阴性。严重病例出现剧烈恶心、呕吐,体重可下降5%以上,严重时出现脱水和酮症,故也称为妊娠剧吐一过性甲状腺功能亢进症。多数病例仅需对症治疗,严重病例需要短时抗甲状腺药治疗。

(1)妊娠期的抗甲状腺药治疗:因为PTU与血浆蛋白结合比例高,胎盘通过率低于MMI。PTU通过胎盘的量仅是MMI的1/4。另外,MMI所致的皮肤发育不全较PTU多见,所以治疗妊娠期甲亢优先选择PTU,MMI可作为二线药物。抗甲状腺药治疗妊娠期甲亢的目标是使用最小有效剂量,在尽可能短的时间内达到和维持血清FT_4在正常值的上限,避免抗甲状腺药通过胎盘影响胎儿的大脑发育。起始剂量:MMI 10~20 mg,每天1次或丙硫氧嘧啶50~100 mg,每8小时1次,监测甲状腺功能,及时减少药物剂量。治疗初期每2~4周检查甲状腺功能,以后延长至4~6周。血清FT_4达到正常后数周TSH水平仍可处于抑制状态,因此TSH水平不能作为治疗时的监测指标。由于合并使用左甲状腺素后,控制甲亢抗甲状腺药的剂量需要增加,所以妊娠期间不主张合并使用左甲状腺素。

(2)妊娠期的手术治疗:如果抗甲状腺药治疗效果不佳,对抗甲状腺药过敏,或者甲状腺肿大明显,需要大剂量抗甲状腺药才能控制甲亢时可以考虑手术治疗。手术时机一般选择在妊娠4~6个月,妊娠早期和晚期手术容易引起流产。

(3)β受体阻滞药:如普萘洛尔与自发性流产有关,还可能引起宫内发育迟缓、产程延长、新生儿心动过缓等并发症,故应慎重使用。

5.新生儿甲亢

Graves病孕妇的甲状腺刺激抗体可以通过胎盘到达胎儿,引起新生儿甲亢。本病的患病率为1/1 000~2/1 000。促甲状腺素受体抗体的滴度超过30%或甲状腺刺激抗体达到300%以上时容易发病。虽然部分母亲的甲亢已经得到控制,但是由于循环内甲状腺刺激抗体存在,依然可以引起新生儿甲亢。新生儿甲亢呈一过性,随着抗体消失疾病自发性缓解,临床病程一般在3~12周。新生儿甲亢一般在出生后数天发作,表现为皮肤潮红、体重增加缓慢、甲状腺肿大、突眼等。诊断依赖新生儿血清TT_4、FT_4、TT_3的增高。

新生儿甲亢的治疗:目的是尽快降低新生儿循环血内的甲状腺激素浓度。①MMI 0.5~1.0 mg/(kg·d)或者PTU 5~10 mg/(kg·d),每8小时1次;②普萘洛尔1~2 mg/d,减慢心率和缓解症状;③复方碘溶液8 mg,每8小时

1次(1滴相当于 8 mg 碘)。如果上述治疗在 24～36 小时内效果不显著,可以增加 50%的剂量,并且给予糖皮质激素治疗。

第四节　甲状腺功能减退症

一、概述

甲状腺功能减退症(简称甲减),系由多种原因引起的体内甲状腺激素合成、分泌减少或生物效应不足所致的一组以机体代谢率降低为特征的临床常见内分泌疾病。本病在临床上并不少见,各年龄均可发病,以中老年女性多见,男女患病之比为 1∶5。95%以上的甲减患者系因甲状腺本身疾病引起。

二、病因和发病机制

引起甲减的病因有多种,按其病变部位分为 3 类。

(一)原发性(甲状腺性)甲减

由于甲状腺本身病变引起的甲减称原发性甲减或甲状腺性甲减,临床上占甲减的 90%～95%。原发性甲减的主要病因有以下几种。

1.自身免疫性甲状腺炎

自身免疫性甲状腺炎包括桥本甲状腺炎、萎缩性甲状腺炎、亚急性淋巴细胞性和产后甲状腺炎。

2.甲状腺破坏

手术切除或放射治疗后引起。

3.缺碘或碘过量

碘缺乏使甲状腺激素合成原料不足致甲状腺激素合成减少;碘过量一方面可抑制甲状腺激素释放,另一方面会使原先隐匿的自身免疫性甲状腺炎加重。

4.抗甲状腺药

抗甲状腺药如锂盐、硫脲类药,能抑制甲状腺激素的合成。

5.遗传因素

遗传因素如先天性甲状腺激素合成缺陷,包括甲状腺内的碘转运障碍、过氧化物酶活性缺乏、碘化酪氨酸偶联障碍、异常甲状腺球蛋白形成、甲状腺球蛋白水解障碍、脱碘酶缺乏等,均会影响甲状腺激素的合成。先天性甲减伴神经性耳聋称为彭德莱综合征。

(二)中枢性甲减

中枢性甲减包括继发性甲减及三发性甲减。由于垂体疾病引起的 TSH 减少称为继发性甲减,由于下丘脑疾病引起的 TRH 分泌减少称为三发性甲减。常见的垂体病变有以下几种。①缺血性:包括希恩综合征;②炎症性:如淋巴细胞性垂体炎、垂体脓肿、结核等;③肿瘤性:如垂体瘤、颅咽管瘤、脑膜瘤、异位松果体瘤、转移癌;④垂体部位手术或放射性照射史;⑤选择性 TSH 缺乏或生物活性异常。下丘脑疾病包括各种下丘脑部位占位性、浸润性病变,以及外伤、手术、放射性照射的损伤、先天缺陷等。

(三)受体性或周围性甲减

由于 TSH 受体或受体后缺陷引起的甲减称 TSH 抵抗综合征。由于甲状腺激素受体或受体后缺陷使甲状腺激素在外周组织发挥作用缺陷所致的甲减称为甲状腺激素抵抗综合征。

若甲减发生在胎儿或新生儿期则称为呆小病或克汀病,这类患者通常都有脑和骨发育障碍,表现为智力低下和发育迟缓。成年发病者称为成人甲减,重症称为黏液性水肿,患者常常有体重增加,脂肪大量沉积在体内及高脂血症等表现,有时容易与单纯性肥胖症发生混淆,需加以注意。

三、临床表现

(一)一般表现

易疲劳、怕冷、体重增加,面色苍白,眼睑和颊部非凹陷性水肿,表情淡漠,声音嘶哑,全身皮肤干燥、增厚、粗糙多脱屑,毛发稀疏,眉毛外 1/3 脱落,手脚掌呈萎黄色,少数患者指甲厚而脆裂。

(二)神经精神系统

记忆力减退,嗜睡,反应迟钝,智力低下,多虑,头晕,头痛,耳鸣,耳聋,眼球震颤,共济失调,腱反射迟钝,跟腱反射时间延长。重者可出现痴呆、木僵,甚至昏睡。

(三)心血管系统

心动过缓,心排血量减少,血压低,心音低钝,心脏扩大,可并发冠心病,但一般不发生心绞痛与心力衰竭,有时可伴有心包积液和胸腔积液。重症者发生黏液性水肿性心肌病。

(四)消化系统

厌食、腹胀、便秘,重者可出现麻痹性肠梗阻;胆囊收缩减弱而胀大,半数患者有胃酸缺乏,导致恶性贫血与缺铁性贫血。

(五)运动系统

肌肉软弱无力、疼痛、强直,可伴有关节病变如慢性关节炎。

(六)内分泌系统

女性月经过多,久病闭经,不育症;男性勃起功能障碍,性欲减退。少数患者出现泌乳,继发性垂体增大。

病情严重时,受寒冷、感染、手术、麻醉或镇静剂应用不当等应激可诱发黏液性水肿昏迷,表现为低体温($T<35\ ℃$),呼吸减慢,心动过缓,血压下降,四肢肌力松弛,反射减弱或消失,甚至发生昏迷、休克、肾衰竭。

(七)呆小病

甲减发生在胎儿或新生儿期时表现为表情呆滞,发音低哑,颜面苍白,眶周水肿,两眼距增宽,鼻梁扁塌,唇厚流涎,舌大、外伸,四肢粗短、鸭步。

(八)幼年型甲减

身材矮小,智力低下,性发育延迟。

四、诊断和鉴别诊断

(一)诊断

本病的诊断主要依赖临床表现及实验室检查。甲状腺激素减少可引起机体各系统功能减退及代谢减慢,病情严重则会出现特殊的甲减面容。首先是确定有无甲减,即功能诊断。临床表现典型伴基础代谢率下降,诊断成立。对临床表现不典型、病情较轻的患者,主要通过血甲状腺激素及促甲状腺激素测定确诊。其次是确定甲减的类型和病因,即病因诊断。

1.原发性甲减的诊断

代谢减慢的临床症状,血清甲状腺激素降低,TSH升高。在病因诊断方面,抗甲状腺药、手术切除或放射治疗引起的甲减有相应的病史。缺碘所致甲减患者往往甲状腺肿大明显、质地较软,尿碘低,甲状腺吸[131]I率增高并能被甲状腺抑制试验所抑制。自身免疫性甲状腺炎引起的甲减患者则表现为甲状腺吸[131]I率降低，血清内抗甲状腺自身抗体阳性。伴有碘化障碍的甲状腺肿患者可通过查过氯酸钾释放试验帮助诊断。

2.中枢性甲减的诊断

血清甲状腺激素降低，血清 TSH 降低，部分患者血清 TSH 正常甚至轻度升高，TRH 兴奋试验时 TSH 无反应或反应延迟。

3.亚临床甲减的诊断

患者无临床症状，血清甲状腺激素在正常范围，但 TSH 升高。

4.低 T_3 综合征与中枢性甲减的鉴别诊断

严重的急慢性疾病、创伤、饥饿、心理疾病、甲状腺素结合球蛋白降低等均会有血 TT_3 减低特征，称为低 T_3 综合征。低 T_3 综合征主要表现为血清 TT_3、FT_3 水平减低，血清 rT_3 增高，血清 T_4、TSH 水平正常。疾病的严重程度一般与 T_3 的降低程度相关，疾病危重时也可出现 T_4 水平的降低。

(二)鉴别诊断

甲减常见症状的鉴别诊断主要是贫血、慢性肾炎、肥胖症、特发性水肿、心包积液等，这些患者的甲状腺功能正常，通过临床表现和相应的实验检查，一般不难区别。

五、治疗

(一)一般治疗

临床甲减以症状和体征消失，将 TSH、TT_4、FT_4 值维持在正常范围为治疗目标。左甲状腺素是本病的主要替代治疗药物，一般需要终身替代。但也有桥本甲状腺炎所致甲减自发缓解的报道。近年来，一些学者提出应当将血清促甲状腺激素的上限控制在 3.0 mIU/L。继发于下丘脑和垂体的甲减，不能把促甲状腺激素作为治疗指标，而是要把血清 TT_4、FT_4 达到正常范围作为治疗的目标。

(二)药物治疗

1.亚临床甲减

对亚临床甲减的治疗问题一直存在争议。2004 年，美国甲状腺学会、美国临床内分泌医师学会和美国内分泌学会达成以下共识：将本病划分为 2 种情况，第一种是促甲状腺激素>10 mIU/L，主张给予左甲状腺素替代治疗；治疗的目标和方法与临床甲减一致,替代治疗中要定期监测血清促甲状腺激素浓度,因为左甲状腺素过量可以导致心房颤动和骨质疏松。第二种是促甲状腺激素处于4～10 mIU/L,不主张给予左甲状腺素治疗,应定期监测促甲状腺激素的变化。对促甲状腺激素4～10 mIU/L伴甲状腺过氧化物酶抗体阳性的患者,要密切观察促甲状腺激素的变化,因为这些患者容易发展为临床甲减。

2.妊娠与甲减

甲减使患者生育能力降低。目前尚没有孕期特异性的促甲状腺激素参考范围。一般认为,在妊娠早期促甲状腺激素参考范围应该低于非妊娠人群30％～50％,目前国际上部分学者提出把2.5 mIU/L作为妊娠早期促甲状腺激素正常范围的上限,超过这个上限可以诊断为妊娠期甲减。妊娠前已经确诊的甲减,需要调整左甲状腺素剂量,使血清促甲状腺激素达到正常值范围内,再考虑怀孕。妊娠期间,左甲状腺素替代剂量通常较非妊娠状态时增加30％～50％。既往无甲减病史,妊娠期间诊断为甲减,应立即进行左甲状腺素治疗,目的是使血清促甲状腺激素尽快达到妊娠期特异性正常值范围。国外部分学者提出这个范围应当是0.3～2.5 mIU/L。

3.黏液性水肿昏迷

黏液性水肿昏迷是一种罕见的危及生命的重症,多见于老年患者,通常由并发疾病诱发,临床表现为嗜睡、精神异常、木僵甚至昏迷、皮肤苍白、低体温、心动过缓、呼吸衰竭和心力衰竭等。治疗可使用甲状腺激素:左甲状腺素300～400 μg立即静脉注射,继之左甲状腺素50～100 μg静脉注射,直至患者可以口服后换用片剂。若没有左甲状腺素注射剂,可将左甲状腺素片剂磨碎后由胃管鼻饲,如果症状未改善,改用 T_3 静脉注射,1次10 μg,每4小时1次,或者1次25 μg,每8小时1次。黏液性水肿昏迷时 T_4 向 T_3 转化受到严重抑制,补充甲状腺激素过急、过快可以诱发和加重心力衰竭。

4.新生儿甲减

治疗药物首选左甲状腺素,新生儿期先天性甲减初始治疗剂量为10～15 μg/(kg·d),每天1次口服,尽早使 FT_4、促甲状腺激素恢复正常。FT_4 最好在治疗2周内,促甲状腺激素在治疗后4周内达到正常。对于伴有严重先天性心脏病患儿,初始治疗剂量应减少,治疗后2周抽血复查,根据血 FT_4、促甲状腺激素浓度调整治疗剂量。

5.甲减性心脏病

以原发病治疗为主,甲状腺激素替代治疗,甲状腺片应用普遍,均应从小剂量(甲状腺片 15～30 mg,左甲状腺素 50 μg)开始。伴发心脏病应更缓慢递增,如甲状腺片 15 mg 开始,每 2 周或更久才增加 1 次,直至适当的维持量。如导致心绞痛发作或心律失常等,应及时减量,原因为在替代治疗中,较大剂量甲状腺素治疗使心肌耗氧量增加而心搏出量却不能满足需要。

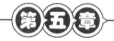

甲状旁腺疾病

第一节 原发性甲状旁腺功能亢进症

一、病因与病理生理

(一)病因

本病的病因主要有甲状旁腺腺瘤、增生或腺癌等。

1.腺瘤

腺瘤占所有原发性甲状旁腺功能亢进症的 75%～80%,单个腺瘤及下方甲状旁腺多见,6%～10%可异位于胸腺、心包或食管后。腺瘤体积一般较小,重 0.5～5.0 g,也可大至 10～20 g。有完整的薄膜,主要是主细胞,在组织学上有时不易与增生区分。该病多单独存在,有家族史的患者可合并多发性内分泌腺肿瘤综合征(multiple endocrine neoplasia,MEN),如 MEN-1(与垂体瘤、胰岛细胞瘤同时存在)、MEN-2(与嗜铬细胞瘤、甲状腺髓样癌同时存在)。

2.增生

有 10%～20%的病例为甲状旁腺增生,多累及所有腺体,也可以某个腺体增大为主,无包膜,主要细胞成分也是主细胞。有时增生组织周围可形成假包膜,容易误认为多发性甲状旁腺腺瘤。

3.腺癌

腺癌较少见,约占 2%以下,可分为功能性和非功能性,非功能性甲状旁腺癌血清钙和甲状旁腺激素(parathyroid hormone,PTH)正常。部分甲状旁腺癌发展较缓慢,早期手术可治愈,部分病例发展迅速,可转移至肺、肝、骨等。增生病变与腺瘤多难以鉴别,全面分析临床资料有助于鉴别诊断。

(二)病理生理

正常情况下,骨骼、肠道和肾脏可分别通过骨吸收-骨形成、肠钙吸收-肠钙排出、尿钙排泄-尿钙重吸收等形式调节钙代谢,使细胞外液中的钙浓度维持在正常范围。PTH 和维生素 D 对维持这 3 个动态平衡起着重要作用。本病患者甲状旁腺分泌 PTH 增多,PTH 与骨和肾脏的细胞表面受体结合,促使骨钙溶解释放入血,肾小管重吸收钙增加,PTH 还可增加肾脏合成活性更高的 $1,25(OH)_2D_3$,后者促进肠道钙的吸收,最终导致血钙升高。当血钙上升超过正常水平时,从肾小球滤过的钙增多,致使尿钙排出增多。PTH 可抑制磷在近端和远端小管的重吸收,尿磷排除增多,血磷水平随之降低。临床上表现为高血钙、高尿钙、低血磷和高尿磷。

PTH 过多加速骨的吸收和破坏,使破骨细胞和成骨细胞的活性均增加,故血碱性磷酸酶水平增高。长期影响可形成纤维性囊性骨炎的病理改变,伴随的骨骼病变以骨吸收、骨溶解增加为主,也可呈现骨质疏松或同时伴有骨软化/佝偻病,后者的发生可能与钙和维生素 D 摄入不足有关。由于尿钙和尿磷排出增加,易致磷酸钙和草酸钙沉积而形成肾结石、肾钙化,发生尿路感染、肾功能损害,缓慢发展可进展为尿毒症,此时尿磷排出减少致使血磷升高。血钙、血磷升高导致异位钙化,可引起关节疼痛等症状。高钙可刺激胃泌素的分泌,促使胃壁细胞分泌胃酸增加,进而形成高胃酸性多发性胃十二指肠溃疡;还可激活胰腺外分泌导管内的胰蛋白酶原,引起自身消化,导致急性胰腺炎。

PTH 还可抑制肾小管重吸收碳酸氢盐,使尿呈碱性,促进肾结石的形成,并可引起高氯性酸中毒,后者可增加骨盐的溶解,加重骨吸收。

二、临床表现

本病的发病高峰在 60 岁左右,40 岁以后发病率显著升高,15 岁以下发病者罕见,女性多于男性。通常起病缓慢,临床表现差异较大,早期轻症可以无症状或仅有一些非特异性症状,随病变进展累及骨骼、泌尿系统、消化系统则会引起相应表现,严重者可发生高钙危象。有相当一部分患者血清钙和 PTH 升高,但可持续多年无症状。主要临床表现有以下几方面。

(一)高钙血症

高钙血症可影响多个系统:①神经肌肉系统可出现淡漠、性格改变、反应迟钝、记忆力减退、肌张力减低、易疲劳、四肢肌肉(尤其是近端肌肉)乏力等,症状的轻重与高钙血症的严重程度有关。当血清钙 >3.0 mmol/L 时,症状明显,易出现明显精神症状如幻觉、狂躁,甚至木僵或昏迷。②消化系统方面可表现为食欲减退、恶心、呕吐、腹胀、便秘、反酸等;高血钙刺激胃泌素分泌,胃酸分泌增多,可引起消化性溃疡;高血钙可激活胰蛋白酶,引起急、慢性胰腺炎。慢性胰腺炎可作为甲旁亢的一个重要诊断线索,胰腺炎发作时血钙多降低,如患者血钙正常或增高,应考虑是否有甲旁亢存在。

(二)骨骼病变

临床上主要表现为广泛的骨关节疼痛及压痛,早期出现骨痛多从下肢和腰部开始,逐渐发展至全身,后期主要表现为纤维囊性骨炎和"棕色瘤",严重者可有骨畸形和病理性骨折,如肩关节下垂、驼背、身高变矮、肋骨和骨盆塌陷伴"鸡胸"及骨盆三叶草畸形。

(三)泌尿系统症状

长期高血钙可影响肾小管的浓缩功能,尿钙和尿磷排出增多,出现多饮、多尿和夜尿增多等症状。泌尿系统结石是原发性甲状旁腺功能亢进症(PHPT)最常见的临床表现之一,可反复发生泌尿系统结石或肾实质钙化,表现为肾绞痛、血尿、尿砂石等,易合并尿路感染。尿路结石可诱发尿路感染或引起尿路梗阻,治疗不及时可发展成慢性肾盂肾炎,影响肾功能。肾钙质沉着症可导致肾功能逐渐减退,最后引起肾功能不全。

(四)其他

软组织钙化影响肌腱、软骨等处,可引起非特异性关节痛。手指关节主要累及近端指间关节。皮肤钙盐沉积可引起皮肤瘙痒。重症患者出现贫血,可能是由于 PTH 介导的骨髓纤维化以及促红细胞生成素合成减少所致。

(五)高血钙危象

严重高钙血症可引起高血钙危象,发作时常因急性心力衰竭或肾衰竭猝死,主要见于恶性肿瘤所致的高钙血症患者,以老年患者多见,诱因有肾功能不全、少尿、感染、服用维生素 D 等。常伴有明显脱水,威胁生命。当血钙≥3.75 mmol/L(15 mg/mL)时需按高血钙危象处理。

"棕色瘤"是指甲旁亢时由于 PTH 分泌过多,刺激破骨细胞活性增加,引起广泛骨吸收及增生形成的骨骼肿瘤样病变,还包括纤维组织、编织样的新生骨和支持血管,可合并出血或囊性变。因其组织中的多核巨细胞胞质中含有红细胞和含铁血黄素,大体病理上呈棕褐色或棕色,因此称为"棕色瘤",实质上是含有含铁血黄素沉积的溶骨性囊肿。在其形成过程中,因为破骨细胞对骨小梁过度吸收,导致成骨细胞无法修复骨小梁,造成骨吸收的边缘不断扩大,改变了骨骼的正常形态。病变可达到骨膜下,引起骨痛。但因其不含骨基质,在 X 线片中呈低密度影。

三、实验室检查和辅助检查

(一)生化指标

血清钙多次超过 2.75 mmol/L(正常范围为 2.2~2.7 mmol/L)或血清游离钙超过 1.28 mmol/L(正常范围为 1.18 mmol/L±0.05 mmol/L)应高度怀疑本病。血清游离钙水平测定更为敏感和准确。在高钙血症的同时伴有血清磷降低是 PHPT 的特点之一,肾功能不全时血清磷可正常或增高。血清碱性磷酸酶常升高,在骨骼病变显著的患者尤为明显,骨骼病变愈严重,血清碱性磷酸酶水平愈高。血氯常升高,血 HCO_3^- 常降低,可出现代谢性酸中毒。绝大多数 PHPT 患者的血氯/血磷>33,而其他原因引起的高钙血症这一比值通常<30。

(二)血清 PTH

测定血清 PTH 水平可直接了解甲状旁腺功能,目前多采用测定全分子PTH(1~84)的免疫放射法或免疫化学发光法。正常范围为 1~10 pmol/L,平均值为 3.42 pmol/L,本病患者多在 10 pmol/L 以上。血 PTH 升高的程度与血钙浓度、肿瘤大小相平行。

(三)尿液

本病患者尿钙排出增加,儿童患者 24 小时尿钙>0.15 mmol/kg。当血清钙低于 2.87 mmol/L 时,尿钙增加可不明显。尿磷常增高,但受饮食因素影响较大,诊断意义不如尿钙。

(四)骨转换指标

包括血清 Ⅰ 型胶原羧基末端肽、抗酒石酸酸性磷酸酶、尿 Ⅰ 型胶原氨基末端肽、吡啶啉、脱氧吡啶啉和羟脯氨酸排泄量等。由于 PTH 促进骨的吸收,骨转换增加,上述骨转换指标水平可增高。

(五)X 线检查

表现为普遍性骨量减少、骨质疏松,常为全身性,以胸腰椎、扁骨、掌骨和肋骨最常见;特征性的骨膜下骨吸收,以指骨桡侧最为常见;纤维囊性骨炎在骨的局部形成大小不等的透亮区;颅骨可表现为毛玻璃样或"砂粒样"改变,内外板界限消失。

（六）骨密度测定

本病桡骨远端 1/3 部位的骨密度降低较腰椎和髋部更为明显，部分患者可仅有骨密度减低。常用的骨密度测量方法有单光子吸收法、双能 X 线吸收法、定量计算机断层扫描测量法等。

四、诊断与鉴别诊断

（一）诊断

本病的诊断分定性诊断和定位诊断 2 个步骤。

1.定性诊断

凡具有骨骼病变、泌尿系统结石、高血钙的临床表现，单独存在或两三个征象合并存在时，血钙、PTH 及碱性磷酸酶水平升高，血磷水平降低，尿钙和尿磷排出增多，X 线片提示骨吸收增加等均支持甲状旁腺功能亢进的诊断。

2.定位诊断

定性诊断明确后，可通过超声、放射性核素扫描、颈部和纵隔 CT 扫描等有关定位检查了解病变甲状旁腺的部位。①颈部超声检查：诊断符合率约 70%。如第一次手术失败，相当一部分患者病变的甲状旁腺仍在颈部，重复 B 超检查是非常必要的。②放射性核素检查：锝-99m-甲氧基异丁基异腈（^{99m}Tc-MIBI）扫描显像符合率在 90% 以上，也能检出在纵隔的病变。有报道碘-125（^{125}I）和硒-75（^{75}Se）蛋氨酸计算机减影技术可发现 82% 的病变。^{99m}Tc 和 ^{201}TI 双重同位素减影扫描与手术符合率达 92%，可检出直径 1 cm 以上的病变。③颈部和纵隔 CT 扫描：对颈部病变甲状旁腺的定位意义不大，对于前上纵隔瘤的诊断符合率约为 67%，可检出直径 1 cm 以上的病变。

（二）鉴别诊断

本病应与其他引起高钙血症的疾病相鉴别。①多发性骨髓瘤：可有局部和全身骨痛、骨质破坏、高钙血症，有特异性的免疫球蛋白增高、血沉增快、血尿轻链增高、尿本周蛋白阳性，骨髓象可找到瘤细胞，血碱性磷酸酶正常或轻度升高，血 PTH 水平正常或降低。②恶性肿瘤引起的高钙血症：可见于肺、肝、甲状腺、肾、肾上腺、前列腺、乳腺和卵巢肿瘤，临床上有原发肿瘤的特征性表现，血 PTH 水平正常或降低，但有时肿瘤部位较隐匿，在肿瘤尚未出现症状时即可出现高钙血症，因此原因不明的高血钙须除外肿瘤的可能性。③维生素 D 过量：有明确用药史，皮质醇抑制试验有助于鉴别。

本病还应与原发性骨质疏松症、佝偻病、肾性骨营养不良等代谢性骨病相鉴别。

五、治疗

对于血钙水平明显升高或曾有危及生命的高钙血症病史、有症状或并发症的患者应手术治疗,若高钙血症极轻微,或年老、体弱不能耐受手术者可试用药物治疗。

(一)手术治疗

甲状旁腺腺瘤患者经 ECT 等影像学检查定位后予手术切除腺瘤;甲状旁腺增生患者在手术中应探查所有的甲状旁腺,切除 3 个腺体,第 4 个切除 50%。也有学者主张切除 4 个腺体+甲状旁腺自体移植。手术过程应注意是否存在异位甲状旁腺,大多位于纵隔内,有时包埋在甲状腺中。成功手术可有效缓解症状,降低血钙及 PTH 水平。

术后可出现低钙血症,表现为口周和肢体麻木、手足搐搦等,血钙最低值出现在手术后 4~20 天,只需补充钙剂和维生素 D 制剂。在纤维囊性骨炎患者,由于"骨饥饿"或剩留的甲状旁腺血流供应发生障碍,术后可出现严重低钙血症,如血清钙持续在 2 mmol/L 以下,可静脉缓慢推注 10%葡萄糖酸钙 10~20 mL,必要时 1 天内重复 2~3 次,或配制于 5%葡萄糖溶液中静脉滴注,滴注速度取决于低钙症状的程度和患者对治疗的反应。如 2~3 天内仍不能控制症状,可加用维生素 D 制剂。可用骨化三醇 0.25~0.5 μg/d,该药起效快,停药后作用消失也快。如同时伴有低镁血症,应加以纠正。低镁可阻碍 PTH 分泌,可予 10%硫酸镁 10 mL 或 20%硫酸镁 5 mL 肌内注射,每天 3 次,或静脉滴注 3~5 g/d,但需复查血清镁。

(二)高血钙危象的处理

高血钙危象可伴有明显脱水,威胁生命,应紧急处理。①静脉滴注大量生理盐水可缓慢症状,根据脱水情况每天补充 4~6 L。②二膦酸盐:如帕米膦酸钠 60 mg 静脉滴注 1 次,或 30 mg 每天滴注 1 次,连用 2 天;也可用唑来磷酸钠 4 mg 静脉滴注 1 次,在 15~30 分钟内滴完。③呋塞米 40~60 mg 静脉注射,促使尿钙排除,但同时可使镁和钾流失,应适当补充,避免使用噻嗪类利尿剂。④降钙素可抑制骨吸收,2~8 U/(kg·d)皮下注射或肌内注射。⑤血液透析或腹膜透析,效果显著。⑥糖皮质激素(氢化可的松或地塞米松)静脉滴注或静脉注射。当血清钙降至 3.25 mmol/L 以下时,相对较安全。

(三)无症状患者

对于血钙水平升高程度较轻的无症状患者需要进行随访,至少半年1次。随访过程中应监测症状或体征、血压、血钙水平、血肌酐水平及肌酐清除率等,有如下情况者则需手术治疗:①有骨吸收的X线表现或骨密度降低;②活动性尿路结石或肾功能减退;③血清钙水平≥3 mmol/L;④PTH较正常增高2倍以上;⑤有严重的精神异常、溃疡病、胰腺炎等。

六、预后

手术切除病变的甲状旁腺后,高钙血症及高PTH血症即被纠正,不再形成新的泌尿系统结石。骨吸收指标的水平在手术后迅速下降,而骨形成指标的下降较为缓慢。术后1～2周骨痛开始减轻,6～12个月明显改善。术前活动受限者术后1～2年可以正常活动并恢复工作。骨密度在术后显著增加,术后第1年内增加最为明显。

第二节 继发性甲状旁腺功能亢进症

继发性甲状旁腺功能亢进症(secondary hyperparathyroidism,SHPT)简称继发性甲旁亢,是指在慢性肾病、肾小管酸中毒、肠吸收不良综合征、Fanconi综合征、维生素D缺乏或抵抗以及妊娠、哺乳等情况下,甲状旁腺长期受刺激而分泌过多PTH的一组慢性临床综合征。

一、病因与发病机制

(一)慢性肾病

肾脏排磷减少,导致磷酸盐潴留,高磷酸盐血症引起血钙降低;由于肾1α-羟化酶缺乏造成肠钙吸收不足,导致血钙降低;在血液透析过程中补钙不足,造成低钙血症,刺激甲状旁腺,导致继发性甲旁亢。

(二)肾小管酸中毒

尿中排出大量磷酸盐,致骨质中羟磷灰石含量不足;骨钙丢失,导致血钙降低;刺激甲状旁腺分泌PTH,导致继发性甲旁亢。

(三)肠吸收不良综合征

肠吸收不良综合征可引起维生素 D、钙、镁等全面的吸收障碍,因血钙、血镁降低而继发甲旁亢。

(四)Fanconi 综合征

患者肾脏重吸收糖、氨基酸障碍,高尿钙,少数重症患者可引起低血钙及继发性甲旁亢;伴胱氨酸储积症的 Lignac-Fanconi 综合征,由于胱氨酸储积于多个脏器,尤其是肾脏,易引起肾衰竭而导致继发性甲旁亢。

(五)维生素 D 缺乏或抵抗

维生素 D 缺乏或其羟化活性产物的形成发生障碍(后者如肝脏病或使用抗痉挛药时)、假性维生素 D 缺乏症(又称遗传性 1α-羟化酶缺陷症或遗传性维生素 D 依赖性佝偻病)、肾性骨营养不良等,均可因肠钙吸收障碍导致低钙血症而引起继发性甲旁亢。

(六)妊娠、哺乳

妊娠、哺乳期妇女摄入钙不足,可致低钙血症,刺激甲状旁腺,导致继发性甲旁亢。

二、临床表现

(一)原发病表现

各种原发疾病相应的表现。

(二)继发性甲旁亢的主要临床表现

1.骨骼症状

骨骼疼痛,呈自发性或在加压后促发,骨痛多见于脊柱、髋、膝等负重关节,且在活动时加重,疼痛呈发作性或持续性,还可伴病理性骨折和骨畸形。此与 PTH 促进骨溶解、破骨细胞增多、骨破坏增加、骨皮质变薄、全身骨骼普遍脱钙有关。骨折多见于肋骨、脊柱等部位,为自发性或轻微外力引起;关节畸形可见脊柱侧凸、胸廓变形,儿童可出现骨生长延迟、骨骺脱离和股骨变形;PTH 是甲旁亢骨病的重要决定因素,其升高程度与甲旁亢骨病严重程度相一致。

2.神经毒性和神经肌肉症状

PTH 的神经毒性作用,可引起精神失常、脑电图紊乱和周围神经病变,也可出现近端肌力减退和肌萎缩。

3.与 PTH 过高、血钙过高或转移性钙化有关的其他症状

不同程度的皮肤瘙痒与皮肤内钙沉着,PTH 过高可引起软组织、血管钙化,导致缺血性坏死,出现皮肤缺血性溃疡和肌肉坏死,多发生于指趾尖端。异位钙化发生的部位有角膜、关节、血管等。有的患者可表现为关节疼痛、假性痛风综合征,偶见缺血性肌痛。

三、实验室检查和辅助检查

(一)实验室检查

血液检查可见血钙浓度降低,血磷升高,血清碱性磷酸酶的异常改变可反映甲旁亢的严重程度,血 $1,25-(OH)_2D_3$ 下降程度与肾衰程度平行,血 PTH 升高。

(二)其他辅助检查

1.影像学检查

X 线与核素骨扫描对肾性骨病的诊断和分型有帮助,甲状旁腺的影像学检查不但能发现肿大的甲状旁腺,确定 4 个甲状旁腺的部位,还可发现异位的甲状旁腺。此项检查可以帮助确定 SHPT 的诊断,并可用以评定非手术治疗的效果。

2.其他常规检查

肌电图、脑电图、心电图等,必要时肾活检排除其他肾脏疾病。

四、诊断与鉴别诊断

(一)原发性甲旁亢

原发性甲旁亢多由甲状旁腺增生、腺瘤或腺癌引起,血钙升高或正常,血磷降低,血 ALP 明显升高,尿钙、尿磷升高,血钙/磷>33,主要骨病变为骨膜下骨皮质吸收伴纤维囊性骨炎和骨折。

(二)继发性甲旁亢

继发性甲旁亢常继发于慢性肾病、维生素 D 缺乏或抵抗。血钙正常或降低,慢性肾功能不全时血磷升高,维生素 D 缺乏时下降。尿钙正常或降低,血钙/磷<33。主要骨病变为骨膜下骨吸收,长骨近骨骺端呈毛刷状和骨软化。原发疾病得到有效治疗后,患者甲旁亢症状可明显缓解。

(三)三发性甲旁亢

甲状旁腺长期受到刺激形成自主性高功能腺瘤,可自主分泌 PTH,称三发性甲旁亢。常见于长期慢性肾衰、维生素 D 缺乏或抵抗患者,血钙正常或升高,尿钙正常或升高,血钙/磷＞33,主要骨病变为骨膜下骨皮质吸收伴纤维囊性骨炎和骨折。去除甲旁亢刺激因素后,甲旁亢症状仍持续加重。

五、治疗

原发疾病的治疗包括抗感染、避免肾毒性药物的使用、积极维持内环境稳定,必要时行血液透析或肾移植手术。

(一)钙剂

每天补充元素钙 1.0～1.2 g/d,监测血钙、血磷,防止软组织钙化。

(二)维生素 D

补充维生素 D,促进钙在肠道的吸收,小剂量维生素 D 还可促进骨形成,抑制血管钙化。血清 25-(OH)D＜30 ng/mL 时,可补充普通维生素 D 1 万～30 万 U/d(需 7～14 天才能在体内活化);活性维生素 D 可部分逆转骨病变,但长期使用存在高钙血症、异位钙化的风险,故应监测血钙,常用剂量为 1,25-$(OH)_2D_3$ 0.5～1.0 μg/d。

(三)控制血磷

1.饮食

正常成年人磷的摄入量为 800～1 000 mg/d,慢性肾衰竭患者应控制在 600～700 mg/d以下。

2.磷结合剂

(1)含铝磷结合剂:氢氧化铝、硫糖铝。

(2)含钙磷结合剂:碳酸钙、醋酸钙。

(3)盐酸聚烯丙基胺等。应维持血磷在 1.4～2.0 mmol/L 之间。

3.维生素 D 受体激活剂

维生素 D 受体激活剂可抑制炎症反应、血管钙化和血栓形成,还可调节肾素-血管紧张素-醛固酮系统(renin-angiotensin-aldosterone system,RAAS)。血清 PTH 显著升高超过 300 pg/mL 时,应加用维生素 D 受体激活剂。

4.钙受体激动剂

增加钙受体对钙的敏感性,剂量依赖性抑制 PTH 分泌,可同时降低血钙和血 PTH,而升高血钙的作用不明显;可明显减少甲状旁腺细胞数量,抑制甲状旁腺组织增生,降低血清 PTH 水平,常用于甲状旁腺癌伴高钙血症和慢性肾病并继发性甲旁亢的治疗。

5.调整透析液钙浓度

补钙前应将血磷控制到低于 5.5 mg/dL,当血钙＞10.5 mg/dL 时应减少透析次数或暂停透析。

6.手术切除适应证

(1)经影像学检查证实甲状旁腺显著增大且血清 PTH＞800 pg/mL。

(2)慢性肾病并继发性甲旁亢症状明显或有并发症。

(3)血清 PTH 正常但伴高钙血症。

(4)三发性甲旁亢。

(5)肾移植后持续性高钙血症。

六、预后

继发性甲状旁腺功能亢进症的预后决定于原发病因的性质、病情经过、治疗情况和恢复状况等。

第三节　甲状旁腺功能减退症

甲状旁腺功能减退症简称甲旁减,是指甲状旁腺激素(PTH)分泌过少和/或效应不足引起的一组临床综合征。其特点是手足抽搐、癫痫样发作、低钙血症和高磷血症。临床常见类型有特发性甲旁减、继发性甲旁减、低血镁性甲旁减和新生儿甲旁减,少见类型包括假性甲旁减等。长期口服钙剂和维生素 D 制剂可使病情得到控制。

一、病因与病理生理

(一)继发性甲旁减

继发性甲旁减较为常见,最多见者为甲状腺手术时误将甲状旁腺切除或损伤所致。如腺体大部或全部被切除,可发生永久性甲旁减,占甲状腺手术的1%～1.7%。因甲状腺炎症、甲状腺功能亢进症接受放射性碘治疗后,或因恶性肿瘤侵及甲状旁腺所致者较少见。

(二)特发性甲旁减

儿童多见,成人较少,病因不明,可能与自身免疫相关。可同时合并甲状腺和肾上腺皮质功能减退、糖尿病,如多发性内分泌腺功能减退症。可有家族史,伴有性联隐性遗传或常染色体阴性或显性遗传。

(三)低镁血症

严重者可暂时抑制 PTH 分泌,引起可逆性甲旁减,此时血清 PTH 明显降低或低于可检测范围,补充镁后,血清 PTH 立即升高。低镁血症还可影响 PTH 对周围组织的作用。

(四)新生儿甲旁减

高钙血症孕妇的新生儿因甲状旁腺功能受抑制而出现低钙血症,出生后可表现为暂时性或永久性甲旁减。早产儿的甲状旁腺需经约 1 周至数月才发育成熟,故可合并低钙血症。

(五)假性甲旁减

假性甲旁减为先天遗传性疾病,包括假性甲旁减 I a、I b 型和 II 型,以及假-假性甲状旁腺功能减退症。由于 PTH 受体或受体后缺陷,使 PTH 对其靶器官(骨、肾)组织细胞的作用受阻,导致 PTH 抵抗。

PTH 生成和分泌不足可导致:①破骨作用减弱,骨吸收减少。②肾脏合成 $1,25-(OH)_2D_3$ 减少,肠道钙吸收下降。③肾小管对钙的重吸收减少,尿钙排出增加。通过以上多途径导致低钙血症。④肾小管对磷的重吸收增加,故血磷升高,尿磷减少。⑤磷携带钙离子向骨及软组织沉积,部分患者骨密度增加,因不是成骨细胞活性增加而致的骨生成,且骨转换减慢,故血清碱性磷酸酶正常。⑥低钙血症和碱中毒达到一定程度时,神经肌肉兴奋性增加,出现手足搐搦。病程较长者常伴有视盘水肿、颅内压增高、皮肤粗糙、指甲干裂、毛发稀少和心电图异常,在儿童可影响智力发育。

二、临床表现

主要由于长期血钙过低伴阵发性加剧所致,其轻重主要取决于血钙降低的程度、持续时间及下降速度等。

(一)神经肌肉应激性增加

临床上,严重低钙血症的标志是抽搐。明显的抽搐常以手指及口周麻木为先兆,典型表现为手足痉挛(血钙<2 mmol/L 时出现),通常先出现拇指内收,接着掌指关节屈曲、指间关节伸展、腕关节屈曲,形成"助产士"手。有时双足呈强直性伸展,膝关节与髋关节屈曲,可伴有疼痛。抽搐也可发生于其他肌群,包括

威胁生命的喉肌痉挛。

轻度的神经肌肉兴奋性增高产生的隐匿性抽搐,可通过面神经叩击症(Chvostek 征)和束臂加压试验(Trousseau 征)引出。Chvostek 征为轻叩耳前 2～3 cm 处,即颧弓下的面神经分支处,轻度阳性反应仅表现为口角抽搐,重度阳性者表现为半侧面肌痉挛。Trousseau 征为血压计气囊在收缩压上 1.3 kPa(10 mmHg)处加压上臂,持续 2～3 分钟,如出现手抽搐为阳性。束臂征较面神经叩击征特异性高,但有 1%～4% 的正常人为阳性。

低钙血症可诱发癫痫局灶性或全身发作。其他对中枢神经系统的影响包括视盘水肿、意识障碍、疲倦和器质性脑综合征等。长期甲旁减或假性甲旁减的患者基底节常发生钙化,大部分无症状,少数可表现为运动失调。

(二)低钙血症的其他表现

1.心脏

心室复极化延迟,QT 间期延长。兴奋收缩耦联可能受损,有潜在心脏疾病的患者中,有时可见顽固性的充血性心力衰竭。

2.眼部

白内障在慢性低钙血症患者中常见,其严重程度与低钙血症的持续时间和血钙水平有关。

3.皮肤

皮肤干燥易剥脱,指甲脆而易断,可出现疱疹样脓疱病或脓疱性银屑病。易患念珠菌感染。

4.牙齿

本病可引起牙釉质发育不全和恒牙不出。

5.血液系统

低钙血症使维生素 B_{12} 与内因子结合欠佳,可发生巨幼红细胞性贫血。

(三)神经、精神症状

部分患者,尤其是儿童,可出现惊厥或(癫痫样)全身抽搐,常被误诊为癫痫(样)大发作。长期慢性低钙血症可引起锥体外神经症状,包括典型的帕金森病表现,纠正低血钙可改善症状;也可出现自主神经功能紊乱,如出汗、声门痉挛、气管痉挛及胆、肠和膀胱平滑肌痉挛等。慢性甲旁减患者可出现烦躁、易激惹、抑郁或精神异常。

三、实验室检查

多次测定血清钙<2.2 mmol/L 提示存在低钙血症,有症状者血清总钙一般≤1.88 mmol/L,血清游离钙≤0.95 mmol/L。同时测定清蛋白校正血钙水平,以清蛋白 40 g/L 为基数,每降低 1 g/L,血钙测定值应增加0.2 mmol/L。多数成年患者血清无机磷升高,幼年患者浓度更高。血碱性磷酸酶常正常或降低,血PTH 可降低(但假性甲旁减患者增高)。因低钙血症是甲状旁腺的强烈刺激因素,血清总钙≤1.88 mmol/L 时,血(清)PTH 应升高 5～10 倍,故低钙血症患者即使血 PTH 在正常范围内,仍为甲旁减。判断血(清)PTH 时应与血钙一同分析。甲旁减患者尿钙、尿磷降低。

四、诊断与鉴别诊断

本病常有手足抽搐反复发作史,Chvostek 征和 Trousseau 征阳性。化验检查如有血钙降低(<2 mmol/L)、血磷升高(>2 mmol/L),且能排除肾功能不全者,诊断基本可确定。如血(清)PTH 测定结果明显降低或不能测得,即可确定诊断。特发性甲旁减的患者,临床上常无明显病因,可有家族史。手术后甲旁减常见于甲状腺或甲状旁腺手术后。

特发性甲旁减尚需与假性甲旁减、严重的低镁血症等相鉴别。抽搐也可发生在低镁血症和代谢性碱中毒,如过度通气所致的呼吸性碱中毒等。

五、治疗

治疗目的:①控制症状,包括中止手足抽搐发作,使血清钙正常或接近正常。②减少甲旁减并发症的发生。③避免维生素 D(过量)中毒。

(一)急性低钙血症

发生手足抽搐、喉痉挛、癫痫发作的患者需要静脉补钙,常用制剂有氯化钙(5%,每 10 mL 含元素钙 90 mg)和葡萄糖酸钙(10%,每 10 mL 含元素钙 90 mg)。可先缓慢静脉注射葡萄糖酸钙或氯化钙10～20 mL,必要时 1～2 小时后重复给药。同时口服钙和维生素 D 制剂。若抽搐严重不能完全缓解者,可持续静脉滴注补钙,但速度不宜超过 4 mg/(kg·h)。24 小时可静脉输注元素钙400～1 000 mg,直至口服治疗起效。治疗同时需注意患者有无喘鸣并保持气道通畅,定期严密监测血钙水平。钙剂对静脉有刺激作用,使用洋地黄的患者输注钙剂易导致洋地黄中毒,故需谨慎使用。

(二)慢性低钙血症

其治疗目标是使患者无症状,血钙水平维持在 $2.075\sim2.3$ mmol/L($8.5\sim$ 9.2 mg/dL)。长期低水平的血钙不仅会产生低血钙的症状,还易导致白内障等疾病。但当血钙浓度在正常上限时,可有明显的高尿钙,容易导致肾结石、肾钙质沉着和慢性肾功能不全。治疗药物以钙和维生素 D 及其衍生物为主。

1.钙剂

应长期口服钙剂,每天 $1\sim1.5$ g 元素钙(供给 1 g 元素钙需乳酸钙 7.7 g,葡萄糖酸钙 11 g,氯化钙 3.7 g,碳酸钙 2.5 g),分 $3\sim4$ 次口服效果较好,孕妇、小儿需酌情加量,维持血钙接近正常水平为宜。血钙升高后,磷肾阈相应降低,尿磷排出增加,血磷随之降低,因此通常不需要用降低血磷的药物。此外,应注意高钙、低磷饮食。

2.维生素 D 及其衍生物

轻症患者经补充钙及限制磷治疗后,血清钙可基本维持正常。症状较重患者须加用维生素 D 制剂,常用剂量为维生素 D_3 3 万~10 万 U/d,或1α-$(OH)D_3$ $1\sim4$ $\mu g/d$,或 1,25-$(OH)_2D_3$ 0.75~1.5 $\mu g/d$。用药期间应定期复查血钙、尿钙,及时调整剂量,避免维生素 D 中毒、高钙血症的发生。如患者 PTH 完全缺乏,由于 1α 羟化酶作用有赖于 PTH,外源性维生素 D 转变为活性维生素 D 的过程障碍,使用普通维生素 D,所需剂量大、起效慢、体内清除慢,停药后作用消失需 2 周到 4 个月;活性维生素 D 使用剂量小、起效迅速、作用稳定、口服较方便,停药后 $3\sim6$ 天作用即消失,但价格较贵。

维生素 D 与钙剂的剂量可相互调节。增加维生素 D 剂量可加速肠道钙的吸收,钙剂相应减少,增加钙剂可增加肠道钙吸收,相应减少维生素 D 的剂量。甲旁减患者肾小球滤出钙增加,肾小管重吸收钙减少,在血钙正常时即可出现明显的高尿钙,因此甲旁减使用钙剂和维生素 D 的治疗目标为减轻、控制症状,并非纠正血钙水平。血钙控制目标为 $2.0\sim2.25$ mmol/L。

3.镁剂

对伴有低镁血症者,应立即补镁,25%硫酸镁 $10\sim20$ mL 加入 5%葡萄糖盐水中静脉滴注,或加入 10%葡萄糖溶液中肌内注射,剂量取决于血镁降低的程度。低镁血症纠正后,低钙血症可随之好转。

4.甲状旁腺移植

对药物治疗无效或已发生各种并发症的患者可考虑同种异体甲状旁腺移植,但寻找供体较困难。

六、预后

妊娠患者应及时纠正低钙血症,以保护胎儿的健康。在进行甲状腺及甲状旁腺手术时,应避免甲状旁腺损伤或切除过多。及早诊断甲旁减并给予长期有效的治疗可减少晚期并发症的发生。血清钙维持或接近正常水平可改善患者视力和神经症状,并减轻皮肤念珠菌感染。

肾上腺疾病

第一节　原发性醛固酮增多症

醛固酮是肾上腺皮质球状带分泌最重要的盐皮质激素,在维持机体钠平衡中起着十分重要的作用。醛固酮分泌增多导致钠潴留和钾丢失,称为醛固酮增多症,分为继发性和原发性 2 类。原发性醛固酮增多症(primary hyperaldosteronism,PHA)简称原醛症,是由于肾上腺皮质分泌过多的醛固酮所致,以体内醛固酮分泌增多和肾素分泌受抑制为主要特征。1954 年由 Conn 首次报道,故又称 Conn 综合征,临床以高血压、低血钾为特征。

此病发病年龄高峰为 30～50 岁,女性多于男性,在 1、2、3 级高血压患者中原醛症的患病率分别为 1.99％、8.02％和 13.2％。

一、病因与病理生理

(一)肾素-血管紧张素-醛固酮系统

1.肾素

肾素由肾球旁细胞产生,储存于分泌颗粒中,在特殊的促分泌因子作用下释放出来。肾脏灌注压下降或肾小管钠浓度降低(比如肾动脉硬化、出血和脱水)促使肾素的释放。肾素的释放受升高的肾脏灌注压(如高血压)和高钠饮食抑制,也受血钾的影响,低血钾可使其增高,高血钾抑制其释放。肾素活性正常值为 1.0～2.5 μg/(L·h)。肾素降低见于原发性高血压低肾素型、原醛症、假性醛固酮增多症、糖皮质激素抑制性醛固酮增多症、11β-羟化酶缺乏症、肾上腺素瘤、17α-羟化酶缺乏症、分泌促肾上腺激素异位瘤、肾实质性疾病等,肾素升高见于原发性高血压高肾素型、恶性高血压、巴特综合征、血管性高血压、妊娠、肝硬化水肿、肾上腺功能减退、低钠饮食、肾小球旁细胞瘤等。

2.血管紧张素

血管紧张素原是肝脏产生的一种 α_2 球蛋白，是目前已知的唯一的肾素作用底物。肾素作用于血管紧张素原，使其转变为血管紧张素 Ⅰ。血管紧张素 Ⅰ 在肺脏产生的转换酶作用下转化为血管紧张素 Ⅱ，其为主要的血管紧张素，通过血管紧张素受体作用保证正常的细胞外容量和血压。

3.醛固酮

醛固酮由肾上腺球状带分泌，主要受血管紧张素 Ⅱ、钾和 ACTH 的控制和影响，其主要功能为调节细胞外液容量和钾平衡。过量的醛固酮可引起血浆和细胞外液增多以及外周血管阻力增加，从而导致高血压。

(二)临床分型

根据分泌醛固酮的病因或病理改变，将原醛症分为以下几种亚型。

1.特发性醛固酮增多症

特发性醛固酮增多症(idiopathic hyperaldosteronism，IHA)约占原醛症的60%，为双侧肾上腺球状带增生，有时伴结节。IHA 的生化异常较肾上腺皮质腺瘤轻，确切病因尚不清楚，认为与垂体产生的醛固酮刺激因子有关。

2.肾上腺皮质腺瘤

肾上腺皮质腺瘤(aldosterone-producing adenoma，APA)占原醛症的40%～50%，多为单侧腺瘤，左侧略多于右侧，以肾上腺单个腺瘤多见，直径多在 2 cm以下。

3.原发性单侧肾上腺皮质增生

原发性单侧肾上腺皮质增生(unilateral adrenal hyperplasia，UNAH)病因未明，病理多为单侧或以一侧肾上腺结节性增生为主，其临床表现和生化改变与APA 相仿。

4.肾上腺皮质癌

单一产生醛固酮的恶性肿瘤，在原醛症中的比率<1%，临床表现和化验检查异常较腺瘤明显，可合并皮质醇增多或雄激素、雌激素增多。

5.糖皮质激素可抑制性醛固酮增多症

糖皮质激素可抑制性醛固酮增多症(glucocorticoid suppressible hyperaldo-steronism，GSHA)也称家族性高醛固酮血症 Ⅰ 型(FH-Ⅰ)，多见于青年男性，呈家族性染色体显性遗传。原发缺陷是由于来自 11β-羟化酶调节区基因复制与束状带醛固酮合成酶基因密码序列不等交叉融合所致,形成一种 11β-羟化酶与醛固酮合成酶嵌合体,导致醛固酮合成酶在束状带异位表达,并受 ACTH 调控。此类患者每天口服地塞米松 1～2 mg,3 周后血压下降,低钾改善,血浆肾素活性上升。

6.家族性原醛症-Ⅱ型(FH-Ⅱ)

与 FH-Ⅰ 的区别在于它不是糖皮质激素可治疗性的,其肾上腺皮质病理改变可分为腺瘤、增生或癌。

7.异位醛固酮分泌性腺瘤或腺癌

极罕见,为发生于肾或卵巢的恶性肿瘤。

二、临床表现

(一)高血压

高血压是原醛症患者最主要和最早出现的症状。大多数原醛症患者表现为缓慢发展的良性高血压,多为中等程度的高血压,少数患者可呈现恶性急进性高血压。对常用的降压药疗效不佳为其特点之一。持续、长期的高血压可致心、脑、肾等靶器官损害。

(二)酸碱、电解质失衡

1.低血钾、高尿钾

低钾血症是原醛症患者最常见的电解质紊乱,但并非原醛诊断的必要条件,9%～37%原醛症患者存在低钾血症。增高的醛固酮作用于远端肾小管促使排钾增多,随病情进展,表现为低钾血症,患者可出现一系列因缺钾而引起的神经、肌肉、心脏及肾功能异常。患者自觉四肢无力,尤以下肢明显,从无力可进展为周期性瘫痪,严重者出现呼吸与吞咽困难。心电图可有以下表现。①低血钾性心电图表现:QT 间期延长,T 波增宽、降低或倒置,U 波出现,TU 波相连呈驼峰状。②心律失常:常见期前收缩或阵发性室上性心动过速,严重者可致心室颤动。血钾＜3.5 mmol/L 时,尿钾仍在 25 mmol/24 h 以上;血钾＜3.0 mmol/L 时,尿钾仍在 20 mmol/24 h 以上。长期缺钾可引起肾小管上皮细胞空泡样变性,以致肾浓缩功能不良,患者出现多尿、夜尿增多,伴烦渴、尿比重降低。

2.高血钠

增多的醛固酮使肾小管钠潴留作用增强,因此原醛症患者血钠一般在正常高值或略高于正常上限。潴钠到一定程度后,肾组织间隙液压力增加,使近端肾小管吸收钠减少,出现钠"脱逸"现象,不再继续潴钠,因而一般不发生水肿。

3.碱血症

肾小管潴钠排钾的同时,肾排泌氢离子增加,呈现碱血症,血 pH 值和 CO_2 结合力为正常高值或略高于正常上限。但当病程长,同时伴有肾功能损害时,可因肾小管上皮细胞变性,浓缩和离子交换能力降低,使 pH 呈中性。细胞外液碱中毒时,游离钙减少,可出现手足搐搦。醛固酮还可促进镁的排出,使血镁减低,更易引起手足搐搦和肌痉挛,Chvostek 征和 Trousseau 征阳性。手足搐搦的发生和血钾浓度有关,低钾明显时,神经肌肉应激性降低,手足搐搦可不出现,补钾后手足搐搦反而出现,此时应同时补钙或补镁。

三、诊断与鉴别诊断

(一)筛查试验

1.筛查对象

建议对以下高血压人群进行原醛症筛查。

(1)高血压分级为 2 级、3 级。

(2)难治性高血压[联合使用 3 种降压药物,其中包括利尿剂,且每种降压药物均达常规治疗剂量,血压仍大于 18.7/12.0 kPa(140/90 mmHg)]。

(3)自发性或利尿剂所致的低钾血症。

(4)肾上腺意外瘤。

(5)早发性高血压家族史或早发(40 岁以下)脑血管意外家族史。

(6)原醛症患者中有高血压的一级亲属。

2.血浆醛固酮与肾素活性比值(ARR)

ARR 是原醛症最常用的筛查指标,已被广泛应用于临床,可以很大程度上提高该病的检出率,使部分患者得到早期诊断和治疗。

(1)试验前准备:尽量在试验前纠正低血钾;鼓励患者适量进盐;停用对于 ARR 影响较大的药物至少 4 周,如醛固酮拮抗剂、排钾利尿剂、含有甘草的制剂;停用抗高血压药物至少 2 周,如 β 受体阻滞剂、α 受体阻滞剂、非类固醇类抗炎药、血管紧张素转化酶抑制剂(ACEI)、地平类钙通道阻滞剂(CCB)等。如果高血压不能被控制,可以使用维拉帕米和布拉唑嗪等药物进行控制。

(2)采血条件:患者坐位、站立或者行走至少 2 小时后,静坐 5~15 分钟采血。采血时为防止溶血,应在室温下采血(不是在冰上,因为会促使非活性肾素转化为活性肾素),采血后 30 分钟内分离血浆在送往试验室过程中以及在离心之前室温保持。

（3）结果判读：若 ARR（血浆醛固酮单位：ng/dL，肾素活性单位：ng/(mL·h)）≥40，提示肾上腺自主分泌过多的醛固酮，结合血浆醛固酮浓度＞15 ng/dL，肾素活性＞0.2 ng/(mL·h)，计算 ARR 对诊断更有意义。目前，不同检测中心所定 ARR 切点不同。

ARR 结果还受饮食、用药、体位、血钾水平等诸多因素影响，因此需排除干扰因素后进行测定。

3.螺内酯试验

螺内酯能拮抗醛固酮对肾小管的作用。每天口服螺内酯 300～400 mg，2～3 周后血压下降、血钾上升、尿钾下降，则可初步诊断醛固酮增多症。本病患者对服用螺内酯反应良好者预示手术治疗后血压恢复的可能性大。

（二）定位及分型诊断

1.肾上腺 CT 扫描

高分辨 CT 可显示直径＞0.5 cm 的腺瘤，IHA 扫描时可表现为正常或双侧肾上腺弥漫性增大或结节状增生。醛固酮瘤患者 CT 检查常表现为圆形低密度影，直径多小于 2 cm。肾上腺皮质癌 CT 多表现为密度不均质占位，直径多大于 4 cm。磁共振显像（MRI）不优于 CT。

2.双侧肾上腺静脉取血（AVS）

双侧肾上腺静脉取血可用于鉴别过度分泌的醛固酮来自单侧还是双侧，为目前国外指南推荐的首选分型方法，常结合 CT 应用。如一侧肾上腺静脉醛固酮/皮质醇比值大于对侧 2 倍以上有意义，证明醛固酮为单侧肾上腺（醛固酮/皮质醇比值高的一侧）来源，考虑为醛固酮瘤；若双侧均高，两侧相差小于 1.5 倍，考虑醛固酮为双侧肾上腺来源。该检查的敏感性为 95%，特异性为 100%。肾上腺静脉取血为有创检查手段，应由有经验的医师进行，常见并发症为腹股沟血肿，肾上腺出血及肾上腺静脉损伤等。

3.卧立位试验

正常人血浆醛固酮受体位及 ACTH 昼夜节律调节，立位（4 小时）可刺激肾素-血管紧张素系统，使血管紧张素Ⅱ增加，醛固酮水平明显升高。原醛患者卧位时 PRA 受抑制，醛固酮升高，立位时醛固酮瘤者醛固酮水平大多无明显升高甚至反而下降，而特醛症者醛固酮水平上升明显，并超过正常人。

4.地塞米松抑制醛固酮试验

原醛症者如发病年龄小，有高血压、低血钾家族史，体位试验中立位醛固酮无升高或反常性下降，肾上腺 CT、MRI 阴性考虑 GSHA，可行该试验。方法：每天口服地塞米松 2 mg,共 3～4 周。GSHA 者血醛固酮在服药后可被抑制 80%以上,特醛症和 APA 者服药后不受抑制或可呈一过性抑制(2 周后复又升高)。

5.其他

^{131}I-6-碘化胆固醇扫描目前少用。肾上腺 B 超、18-羟皮质酮等的价值有限,有条件的单位对怀疑 GSHA 的患者可做相关嵌合基因检测以证实。

(三)鉴别诊断

1.先天性肾上腺皮质增生

临床上由于酶缺乏(11β-羟化酶、17α-羟化酶缺乏等),肾上腺皮质激素合成途径受阻,导致大量具有盐皮质激素效应的中间代谢产物增加,引起高血压、低血钾等。2 种酶系缺陷均有双侧肾上腺增生。该类患者常有男性性早熟、女性假两性畸形或性不发育、ACTH 升高等特征性表现,易与原醛症鉴别。

2.Liddle 综合征

Liddle 综合征又称假性醛固酮增多症,为常染色体显性遗传性疾病,有家族聚集发病现象。肾单位远端上皮细胞钠通道(ENa^+C)处于异常激活状态,钠重吸收过多、容量扩张,血压升高。远端小管 Na^+-K^+ 交换增加,K^+ 排出过多,H^+ 进入细胞内,造成低钾血症、代谢性碱中毒。低钾与低镁常同时存在。容量扩张抑制肾小球旁器合成和释放肾素,血浆肾素水平降低、低钾血症使醛固酮分泌减少。ENa^+C 对阿米洛利敏感。阿米洛利可以特异性阻断 ENa^+C,使 Na^+ 的重吸收减少,过高血容量和血压下降,低钾血症得以纠正。

3.伴高血压、低血钾的继发性醛固酮增多症

继发性肾素增高导致继发性醛固酮增多,如恶性高血压、肾动脉狭窄、一侧肾萎缩、结缔组织病、分泌肾素的肿瘤等。继发性醛固酮增多症者血浆肾素均升高,易与原醛鉴别。

四、治疗

APA 及 PAH 应行腹腔镜手术摘除单侧肾上腺瘤或增生的肾上腺,治愈率为 70%～90%。术前准备包括补钾,应用螺内酯控制血压,纠正电解质紊乱和酸碱平衡。术后血钾多在 1 周内恢复。大多数患者的血压可以恢复正常。如血压仍轻度升高,可加用螺内酯及其他降压药控制;血压改善不理想者,可能与长期高血压致肾损害以及动脉硬化有关。术前及后 1 周,可加用氢化可的松100～200 mg/d,1 周后逐渐停药。

IHA 可选用螺内酯治疗。螺内酯为醛固酮拮抗剂,可与肾小管细胞质以及

核内受体结合。用法:120~240 mg/d,服药后血钾多于1~2周、血压于4~8周内恢复正常。螺内酯在降低原醛患者血压的同时,还能改善由于高醛固酮血症对心肌和血管的毒性,降低心力衰竭和心肌梗死发生率,此作用独立于降压作用之外。螺内酯治疗有一定的不良反应,主要是由于对孕酮和雄激素受体的部分拮抗作用,临床上可表现为男性乳房发育、阳痿、性欲减退,女性月经紊乱,部分患者难以长期坚持使用。近年来,国外应用高选择性的醛固酮受体拮抗剂依普利酮治疗,剂量为25~50 mg,每天2次,避免了上述不良反应。其他药物可选用阿米洛利或氨苯蝶啶、钙离子阻断剂、ACEI及ARB等,用于原醛症患者血压的控制,但无明显拮抗高醛固酮的作用。

生理剂量的糖皮质激素可使GSHA患者血压、血钾恢复正常。对于儿童患者,治疗过程中考虑到糖皮质激素对其生长发育的影响,应选择短效制剂,采用最低有效剂量(如氢化可的松,每天10~12 mg/m²)。也可使用盐皮质激素受体拮抗剂治疗GSHA,疗效与糖皮质激素相当,并可避免糖皮质激素导致下丘脑-垂体-肾上腺轴的抑制和医源性不良反应。

肾上腺醛固酮癌发现时多已有转移,失去手术时机,可行化疗,用米托坦、氨鲁米特、顺铂等治疗。

第二节　库欣综合征

库欣综合征是肾上腺皮质分泌过量皮质醇所引起的以向心性肥胖、满月脸、水牛背、皮肤紫纹、高血压和糖尿病等为主要表现的一组临床综合征。

一、病因与病理生理

库欣综合征按病因分为ACTH依赖性库欣综合征和ACTH非依赖性库欣综合征。

(一)ACTH依赖性库欣综合征

由于ACTH分泌过多,刺激双侧肾上腺增生、分泌过量皮质醇所致。

1.垂体性库欣综合征

垂体性库欣综合征又称为库欣病,最常见,约占库欣综合征的70%。主要由垂体ACTH瘤引起,微腺瘤(直径<10 mm)见于80%的库欣病,10%为大腺

瘤。由于垂体分泌 ACTH 过多,刺激双侧肾上腺弥漫性增生。少数患者是由于下丘脑功能异常,CRH 过量分泌刺激垂体 ACTH 细胞增生引起。ACTH 微腺瘤患者的 ACTH 分泌并非完全自主性,可被大剂量的外源性糖皮质激素抑制。

2.异位 ACTH 综合征

异位 ACTH 综合征是指垂体以外的肿瘤组织分泌过量的 ACTH 或 ACTH 类似物引起,约 90% 的异位 ACTH 肿瘤在肺或纵隔内。

(二)ACTH 非依赖性库欣综合征

ACTH 非依赖性库欣综合征由肾上腺自身分泌过量的皮质醇激素所致,垂体 ACTH 分泌反馈受抑制而降低。

1.肾上腺皮质腺瘤

肾上腺皮质腺瘤占库欣综合征的 10%～20%,单侧多见。自主分泌过量皮质醇,反馈抑制下丘脑 CRH 和垂体 ACTH。起病较缓慢,多毛及雄激素增多表现少见。

2.肾上腺皮质腺癌

肾上腺皮质腺癌占 2%～3%,病情重、进展快。瘤体积大,通常在 5～6 cm 或以上。常呈重度库欣综合征表现,可同时产生雄激素,女性表现为多毛、痤疮、阴蒂肥大。可有腹痛、背痛,体检有时可触及肿块。

3.ACTH 非依赖性大结节增生

ACTH 非依赖性大结节增生占 2%～3%。双侧肾上腺增大,含有多个直径在 5 mm 以上的良性结节,一般为非色素性。病情进展较腺瘤患者慢。其发病机制与 ACTH 以外的激素或神经递质(如抑胃肽、黄体生成素/绒毛膜促性腺激素等)的受体在肾上腺皮质细胞上异位表达有关。

4.原发性色素结节性肾上腺病

原发性色素结节性肾上腺病也称为 ACTH 非依赖性双侧肾上腺小结节增生,罕见。患者多为儿童和青年,一部分患者的临床表现同一般库欣综合征;另一部分为家族性,呈显性遗传,往往伴面、颈、躯干皮肤及口唇、结膜、巩膜着色斑及蓝痣,还可伴皮肤、乳房、心房黏液瘤,睾丸肿瘤,垂体生长激素瘤等,称为 Carney 综合征。患者血中 ACTH 低或测不到,大剂量地塞米松不能抑制。肾上腺体积正常或轻度增大,含许多结节,多为棕色或黑色,也可为黄棕色或蓝黑色。发病机制与蛋白激酶 A 的调节亚基 1α 突变有关。

二、临床表现

向心性肥胖、满月脸、多血质、皮肤紫纹是大部分库欣综合征患者共有的典型表现。早期轻症患者可能仅表现为体重增加或伴血压升高,随病情进展可逐渐出现典型表现。由肾上腺恶性肿瘤引起的重症患者多表现为体重减轻、高血压、水肿、低血钾性碱中毒。病程较久者可能以并发症为主就诊,如心力衰竭、脑卒中、病理性骨折、肺部感染、精神症状等。分述如下。

(一)向心性肥胖、满月脸、多血质

面圆而肤色暗红,胸、腹、颈、背部脂肪增厚。病情较重者可因肌肉消耗等原因使四肢瘦小。皮肤呈暗红(多血质)色与皮肤变薄及皮质醇所致红细胞计数和血红蛋白增多有关。

(二)神经、精神和肌肉系统

肌无力,下蹲后起立困难。常有不同程度的精神、情绪变化,如情绪不稳定、烦躁、失眠,严重者精神变态,个别可出现躁狂症。

(三)皮肤

皮肤变薄,微血管脆性增加,易发生瘀斑。下腹两侧、大腿外侧出现紫纹(为紫红色条纹,因皮肤变薄及皮肤弹性纤维断裂所致),较重患者在腋窝前部及腘窝等部位也可出现紫纹,为本症特征性表现。手、脚、指(趾)甲、肛周易发生真菌感染。异位 ACTH 综合征患者及较重库欣病患者皮肤色素加深。

(四)心血管系统

高血压常见,常伴有动脉硬化。长期高血压可引起左心室肥大、心力衰竭和脑血管意外。由于凝血功能异常易发生动静脉血栓。

(五)对感染抵抗力减弱

长期皮质醇增多使免疫系统受抑制而抵抗力下降,易发生各种感染,肺部感染多见;皮肤化脓性感染不易局限,可进展为蜂窝织炎、菌血症及败血症等。

(六)性功能障碍

女性患者月经减少、不规则或停经,痤疮常见;男性患者性欲减退,阴茎缩小,睾丸变软。此与肾上腺产生雄激素增多及皮质醇抑制垂体促性腺激素有关。女性患者出现明显男性化(乳房萎缩、生须、喉结增大、阴蒂肥大),要警惕肾上腺皮质癌。

(七)对糖代谢、骨代谢及血钾的影响

皮质醇增多促进肝糖异生,并有拮抗胰岛素的作用,可引起肝葡萄糖输出增多,糖耐量异常,部分患者出现类固醇性糖尿病。病程较久者可出现骨

质疏松、骨折、脊椎压缩畸形或压缩性骨折等，可因皮质醇的潴钠排钾作用而引起水肿和低血钾。明显的低钾性碱中毒主要见于肾上腺皮质癌和异位ACTH综合征。

三、诊断

诊断的步骤分功能诊断和定位诊断。

(一)库欣综合征的功能诊断

功能诊断的意义在于确定有无高皮质醇血症存在。

1.血皮质醇、24 小时尿游离皮质醇(UFC)及其代谢产物尿 17-羟皮质类固醇(17-OHCS)测定

库欣综合征患者增高。

2.皮质醇与 ACTH 昼夜节律测定

正常人的节律是早晨 8 时血中水平最高，下午 16 时下降为早晨 8 时的一半，午夜 0 时为最低或血皮质醇绝对值 <50 nmol/L(1.8 μg/dL)。库欣综合征患者节律紊乱，失去上述昼夜节律性，下午和夜间不相应下降甚或高于早晨，一般午夜皮质醇高于 50 nmol/L。

3.唾液皮质醇测定

因唾液中只存在游离状态的皮质醇，并与血中游离皮质醇浓度平行，且不受唾液流率的影响，故唾液皮质醇水平的昼夜节律改变和午夜皮质醇低谷消失是库欣综合征患者较稳定的生化改变。但该测定方法目前尚不普及。

4.过夜地塞米松抑制试验

此试验是诊断库欣综合征最简单的筛查试验。前一日测晨 8 时皮质醇，于晚23 时口服地塞米松 1 mg，服药次日 8 时取血测皮质醇，切点值为 50 nmol/L。如抑制率不低于对照值的 50%，或测定值 >50 nmol/L 为不能被抑制，应怀疑库欣综合征。

5.小剂量地塞米松抑制试验

口服地塞米松 2 mg/d(0.5 mg，每 6 小时 1 次)，连服 2 天，服药前和服药第2 天分别留 24 小时尿游离皮质醇或尿 17-羟类固醇(17-OHCS)，也可服药前后测定血清皮质醇进行比较。皮质功能正常者口服地塞米松第 2 天，24 h 尿游离皮质醇 <27 nmol/24 h(10 μg/24 h)或尿 17-OHCS <6.9 μmol/24 h(2.5 mg/24 h)或血清皮质醇 <50 nmol/L。超过上述这些值即可确定有高皮质醇血症存在，库欣综合征的诊断确立。

(二)库欣综合征的定位诊断

1.血浆促肾上腺皮质激素(ACTH)测定

ACTH 降低或测不出为 ACTH 非依赖性库欣综合征,病因可能为肾上腺腺瘤或肾上腺腺癌。皮质醇增高而 ACTH 不降低或增高为 ACTH 依赖性库欣综合征,病因可能为库欣病,或为异位 ACTH 综合征。通常库欣病血浆 ACTH 水平为正常高限或略高,而异位 ACTH 综合征血浆 ACTH 显著升高。

2.大剂量地塞米松抑制试验

口服地塞米松 8 mg/d(2 mg,每 6 小时 1 次),服药 2 天,于服药前和服药第 2 天测定 24 小时尿游离皮质醇或尿 17-OHCS。该检查主要用于鉴别库欣病和异位 ACTH 综合征,如用药后 24 小时尿游离皮质醇、24 小时尿 17-OHCS 被抑制超过对照值的 50% 则提示为库欣病,不足 50% 提示为异位 ACTH 综合征或为肾上腺疾病。

3.促肾上腺皮质激素释放激素(CRH)兴奋试验

静脉注射合成的羊或人 CRH 1 μg/kg 或 100 μg,于用药前(0 分钟)和用药后 15 分钟、30 分钟、45 分钟、60 分钟、120 分钟分别取血测定 ACTH 和皮质醇水平。如果 ACTH 在 15~30 分钟比基线升高 35%~50%,或皮质醇在 15~45 分钟升高 14%~20% 为阳性。如结果阳性提示为库欣病,而 ACTH 非依赖性库欣综合征患者通常对 CRH 无反应,其 ACTH 和皮质醇水平不升高。

4.影像学检查

推荐对所有 ACTH 依赖性库欣综合征患者进行垂体增强 MRI 或垂体动态增强 MRI。肾上腺影像学 B 超、CT、MRI 检查,对诊断 ACTH 非依赖性库欣综合征患者有很重要的意义,推荐首选双侧肾上腺 CT 薄层(2~3 mm)增强扫描,可行三维重建以更清晰地显示肾上腺病变的立体形态。如果怀疑异位 ACTH 综合征,应拍胸片或行 CT、PET-CT 检查。

5.双侧岩下窦插管取血

ACTH 依赖性库欣综合征患者如临床、生化、影像学检查结果不一致或难以鉴别库欣病或异位 ACTH 综合征时,可行双侧岩下窦插管取血鉴别 ACTH 来源。经股静脉、下腔静脉插管至双侧岩下窦后,可应用数字减影血管成像术证实插管位置是否正确和岩下窦解剖结构是否正常。岩下窦与外周血浆 ACTH 比值>2 提示库欣病,反之则为异位 ACTH 综合征。

(三)鉴别诊断

不同类型库欣综合征的鉴别见表 6-1。另外,库欣综合征还需与以下疾病相鉴别。

表 6-1　库欣综合征的鉴别要点

鉴别要点	库欣病	肾上腺皮质腺瘤	肾上腺皮质腺癌	异源 ACTH 综合征
起病	慢	慢	较快	快
病程	长	较长	短	短
色素沉着	轻度	无	无	明显
低钾	轻度	少	常有	常有
ACTH 水平	↑↑	↓	↓	↑↑↑
大剂量地塞米松抑制试验	抑制	不被抑制	不被抑制	多不被抑制
CRH 兴奋试验	有反应	无反应	无反应	无反应

1.单纯性肥胖

肥胖呈均匀性而非向心性,可出现细小紫纹,皮质醇正常或轻微升高,但可被过夜地塞米松和小剂量地塞米松抑制。

2.类库欣综合征

长期应用外源性肾上腺糖皮质激素或饮用大量酒精饮料引起。

四、治疗

(一)库欣病的治疗

1.垂体手术治疗

经蝶垂体腺瘤切除术为单发 ACTH 垂体瘤的首选治疗方法,瘤体较大不能经蝶手术者需开颅手术切除腺瘤。

2.放射治疗

分次体外照射治疗或立体定向放射治疗,适合于垂体手术失败或不能手术的患者。

3.双侧肾上腺切除术

双侧肾上腺切除术适合于垂体手术失败或不能手术的患者,是快速控制高皮质醇血症的有效方法。手术会造成永久性肾上腺皮质功能减退而终身需用肾上腺糖皮质激素及盐皮质激素替代治疗,且术后发生 Nelson 综合征的风险增加。

(二)ACTH 非依赖性库欣综合征的治疗

1.肾上腺皮质腺瘤

首选手术切除肿瘤,现多用微创腹腔镜手术。术后因下丘脑-垂体轴的长期抑制,出现明显的肾上腺皮质功能减退症状,因此术后需用肾上腺糖皮质激素短期替代补充治疗,并逐渐减量。有的患者需服药半年或以上。

2.肾上腺皮质腺癌

肾上腺皮质腺癌可采用包括手术、药物(单用米托坦或联合使用链佐星等化疗药物)和放疗在内的综合治疗方法。

3.ACTH 非依赖性大结节增生

目前推荐先切除一侧肾上腺并获得病理确诊,在随诊过程中决定是否择期切除另一侧肾上腺;如果病变组织表面存在异常的受体表达且有可治疗的药物,可用药物治疗代替肾上腺切除术。

4.原发性色素结节性肾上腺病

手术切除双侧肾上腺是治疗的主要选择,次全切除或单侧肾上腺切除可使显性库欣征患者的症状明显缓解,但最终仍需要肾上腺全切除。

(三)异位 ACTH 综合征的治疗

应该积极治疗原发病。如肿瘤定位明确,首选手术治疗;如肿瘤已转移或难以定位、症状严重或首次手术失败,可行双侧肾上腺切除术或以药物阻断皮质醇合成,并同时对症治疗及纠正低钾血症等生化紊乱。

(四)库欣综合征的药物治疗

药物治疗适合于不能手术或等待放疗发挥作用的患者,可使症状在短期内得到改善。

1.类固醇合成抑制剂

类固醇合成抑制剂可抑制皮质醇合成,但对肿瘤无直接治疗作用,也不能恢复下丘脑-垂体-肾上腺轴的正常功能。甲吡酮和酮康唑的疗效和耐受性较好,故较常用,但酮康唑可轻度短暂升高肝酶及可致男性性功能减退,甲吡酮可致女性多毛。米托坦有特异的抗肾上腺作用,能长期有效控制大多数 ACTH 依赖性库欣患者的症状,但药物起效慢,有消化和神经系统的不良反应,须严密监测药物浓度。

2.糖皮质激素受体拮抗剂——米非司酮

糖皮质激素受体拮抗剂有拮抗肾上腺糖皮质激素的作用及抑制 21-羟化酶的活性,适用于无法手术的患者以缓解库欣综合征的精神神经症状。长期应用可致血 ACTH 水平升高,少数患者发生类 Addison 病样改变,男性患者可引起阳痿、乳腺增生。

五、围术期肾上腺皮质功能减退的治疗

(一)ACTH 非依赖性库欣综合征患者

肾上腺性库欣综合征患者于手术中和手术后应静脉滴注氢化可的松 100～200 mg,并视病情变化给予对症或急救治疗,如术后血压下降、休克或出现肾上腺皮质危象时,应立即增加氢化可的松用量至病情好转。术后常规用氢化可的松 100～200 mg/d,静脉滴注 5～7 天,剂量逐渐减量后改为口服氢化可的松或泼尼松至生理维持剂量(氢化可的松上午 8 时 20 mg,下午 4 时 10 mg 或泼尼松上午 8 时 5 mg,下午 4 时 2.5 mg),逐渐减量至停药,一般于半年左右停药。服药期间应观察患者临床表现、血压、电解质等以调节药物剂量。

(二)ACTH 依赖性库欣综合征患者

术后 1 周内应尽快进行血皮质醇或 24 小时尿游离皮质醇的检测评价病情是否缓解,如患者出现明显的肾上腺皮质功能减退症状,则应用肾上腺糖皮质激素治疗,病情好转后逐渐减量至停药,一般服药大约 1 个月可停药。

第三节　嗜铬细胞瘤

嗜铬细胞瘤(pheochromocytoma,PHEO)是指来源于肾上腺髓质嗜铬组织的肿瘤,能产生过量儿茶酚胺(肾上腺素、去甲肾上腺素和/或多巴胺)。起源于肾上腺外交感神经(腹部、盆腔、胸部)和副交感神经(头颈部)的嗜铬细胞肿瘤,亦可产生过量儿茶酚胺,被定义为副神经节瘤(paraganglioma,PGL)。因嗜铬细胞瘤、副神经节瘤均可导致过量的儿茶酚胺分泌,引起相似的临床症候群,故统称儿茶酚胺增多症。

嗜铬细胞瘤/副神经节瘤占高血压患者的 0.1%～0.6%,男女发病率无明显差别,多见于 40～50 岁,其中副神经节瘤占 15%～24%。肿瘤多为单发,直径多在 2.5 cm 以上,15%～24% 可多发,特别是遗传性者。部分嗜铬细胞瘤(约10%)/副神经节瘤(30%～40%)为恶性肿瘤,可转移至淋巴结及肝、肺等器官。恶性肿瘤的定义是指在非嗜铬组织出现肿瘤转移。

一、病因与病理生理

嗜铬细胞瘤/副神经节瘤的病因尚不明确,可能与遗传有关,约 30% 有家族

遗传背景。

嗜铬细胞瘤/副神经节瘤的临床症状及体征主要与儿茶酚胺过量分泌有关。肾上腺嗜铬细胞瘤可产生去甲肾上腺素和肾上腺素,以去甲肾上腺素为主,少数仅生成肾上腺素;副神经节瘤,除来源于主动脉旁嗜铬体的肿瘤外,因将去甲肾上腺素转化为肾上腺素的 N-甲基转移酶活性不足,仅能合成去甲肾上腺素。极少数肿瘤可分泌多巴胺。部分嗜铬细胞瘤还可产生一些肽类激素,如舒血管肠肽、血清素、神经肽 Y 等,引起相应的临床表现。

二、临床表现

主要与循环中儿茶酚胺水平增高及肿瘤的占位效应有关。

(一)高血压症候群

绝大多数患者有高血压,可表现为发作性或持续性高血压,也可为持续性高血压阵发性加重,或高血压与低血压(甚至休克)交替出现。阵发性发作可因情绪波动、体力劳动、药物(如甲氧氯普胺)、运动、排便、进餐、体位改变、挤压瘤体等诱发。发作时头痛、心悸、多汗、面色苍白或潮红、焦虑等,重则发生脑水肿、脑出血、急性心力衰竭、肺水肿、心肌梗死、严重心律失常、休克以至猝死。发作持续几分钟至几小时,可每天发作数 10 次,或仅每年发作几次。典型的发作性高血压伴头痛、心悸、多汗,称为嗜铬细胞瘤"三联征"。持续性高血压或高血压危象可导致心、脑、肾、眼等靶器官严重受损。

(二)高基础代谢率及代谢紊乱

特别是肾上腺素分泌增多的患者,可出现基础代谢率升高的表现,如消瘦、乏力、多食、多尿、低热等。40%的患者有血糖水平的升高,少数患者以糖尿病为主要表现,偶有低血糖症候群。少数患者表现为低血钾。

(三)腹部肿块

少数存在易于扣及的巨大腹部肿块,触摸肿瘤常可致高血压发作。副神经节瘤好发于膀胱、卵巢、后腹膜、纵隔等部位。

(四)家族性嗜铬细胞瘤/副神经节瘤

家族性嗜铬细胞瘤/副神经节瘤以相关综合征的临床症状和体征为主要表现。

(五)其他

儿茶酚胺使肠蠕动减弱、张力减低,引起便秘、腹胀等临床表现,胆石症发生率增高。嗜铬组织分泌红细胞生成素样物质,可引起红细胞计数增多。

三、诊断

包括筛查、定性诊断、定位诊断等,对于有遗传倾向者尚需基因筛查。

(一)筛查指征

有以下临床表现者应进行嗜铬细胞瘤的相关筛查:伴有头痛、心悸、大汗等"三联征"的高血压;顽固性高血压;血压易变不稳定者;麻醉、手术、血管造影检查、妊娠中血压升高或波动剧烈者;不能解释的低血压者;有家族遗传背景者;肾上腺意外瘤;特发性扩张型心肌病。

(二)定性诊断

1.儿茶酚胺及其代谢产物测定

儿茶酚胺释放入血呈"间歇性",血、尿儿茶酚胺于高血压发作时明显增高,可行发作时血、尿中相关激素水平的测定。VMA 为儿茶酚胺的代谢终产物,发作后 4 小时尿 VMA 定性及发作后 24 小时尿 VMA 定量测定有诊断价值。血、尿儿茶酚胺及 VMA 测定是目前国内多数实验室的主要检查手段。儿茶酚胺在肿瘤细胞内代谢产生中间产物甲氧基肾上腺素类物质(metanephrines,MNs),可小量持续释放入血。血浆游离 MNs 和尿分馏的甲氧肾上腺素诊断儿茶酚胺增多症的敏感性优于传统儿茶酚胺的测定,被多个临床指南推荐,但该项目国内开展较少。儿茶酚胺及其代谢产物的检测结果受多种生理、病理因素及药物的影响,存在假阳性和假阴性,需要多次检查,进行综合判断。

2.药理试验

持续性高血压或阵发性高血压,血压维持在 22.7/14.7 kPa(170/110 mmHg)以上可进行酚妥拉明阻断试验。酚妥拉明为 α-肾上腺素能受体阻滞剂,可阻断儿茶酚胺的α-受体效应,用于鉴别高血压是否因过多的儿茶酚胺分泌所致。试验过程中需严密观察,做好急救准备。

(三)定位诊断

定位诊断包括解剖影像学和功能影像学。

1.解剖影像学

可选择 CT 或 MRI 扫描腹部及盆腔,以检出肾上腺和/或肾上腺外多发病变,必要时扫描胸部和头颈,其中增强 CT 为优选检查,肿瘤密度不均和显著强化为其特点;MRI 扫描对于评价血管有无侵犯及探测多发、转移病灶及头颈部的副神经节瘤更有优势,可选择使用。超声检查敏感性低,但因其简便、无创、价格低廉,可作为初筛检查,一般不用于定位诊断。

2.功能影像学

(1)间碘苄胍(metaiodobenzylguanidine,MIBG)显像:MIBG 为去甲肾上腺素类似物,能被嗜铬细胞摄取。放射性 MIBG 显像可同时进行解剖和功能定位,有较高的特异性和敏感性,主要用于疑诊而 CT/MRI 扫描阴性者、怀疑多发或转移病变者,也可用于鉴别诊断。

(2)生长抑素受体显像:嗜铬细胞瘤/副神经节瘤可表达生长抑素受体,奥曲肽为生长抑素类似物,与生长抑素受体有亲和性,因而用于诊断该病,但奥曲肽显像敏感性不及 MIBG。

(3)其他:PET 显像亦有报道用于嗜铬细胞瘤/副神经节瘤的诊断,特别对发现多发或转移病灶有帮助。

(四)遗传筛查

有存在遗传疾病的线索,包括嗜铬细胞瘤/副神经节瘤家族史者;双侧、多发或肾上腺外病变;年轻患者(20 岁以下);患者及其亲属具有脑、眼、甲状腺、甲状旁腺、肾、颈部、胰腺、附睾、皮肤等其他系统病变等。

(五)鉴别诊断

1.原发性高血压病早期

血压在一定范围内波动,增高时可有头痛、头晕,但少有面色改变及心动过速,不伴血、尿激素水平及其代谢产物改变。

2.恶性高血压

发病年龄较轻,血压水平甚高,迅速致心、脑、肾、眼等靶器官损伤,病程常短于半年。上述激素水平变化不明显。

3.其他

糖尿病、甲状腺功能亢进症等可伴高血压、高代谢表现,但血压增高往往不是突出表现,各自伴有相应症状及体征,一般不难鉴别。

四、治疗

嗜铬细胞瘤/副神经节瘤需要多学科联合治疗:内科进行药物准备后,外科行手术治疗。

(一)内科药物治疗

目的是阻断过量儿茶酚胺的作用,维持正常血压、心率/心律,改善心脏和其他脏器的功能;纠正有效血容量不足;防止手术、麻醉诱发儿茶酚胺大量释放所致血压剧烈波动。在高血压危象发生时需要进行抢救治疗。

1.高血压危象的紧急处理

出现危象时,推荐酚妥拉明 2～5 mg 静脉推注,每 5 分钟重复,至血压下降到 21.3/13.3 kPa(160/100 mmHg)并稳定后,持续小剂量静脉滴注;或使用硝普钠 10 μg/min 静脉滴注,逐渐加量至 50～200 μg/min,至血压下降并维持稳定。

2.控制高血压

推荐使用 α 受体阻滞剂,最常用的是长效非选择性 α 受体阻滞剂——酚苄明,初始剂量 5～10 mg,2 次/天,根据血压调整剂量,每 2～3 天递增 10～20 mg。不良反应:直立性低血压、心绞痛样发作、心动过速、鼻塞。酚苄明半衰期 36 小时,需 3～5 天发挥疗效。也可选用 $α_1$ 受体阻滞剂如哌唑嗪、特拉唑嗪等,可避免全部 α 受体被阻断所致的低血压及心动过速。服药期间饮食中增加盐的摄入,以增加血容量、减少直立性低血压的发生。单用 α 受体阻滞剂血压控制不满意、患者不能耐受严重不良反应者或发作间隙血压正常者可使用钙通道阻滞剂联合或替代 α 受体阻滞剂治疗。

3.控制心律失常

对于儿茶酚胺或 α 受体阻滞剂介导的心动过速(＞120 次/分)或室上性心律失常等需加用 β 受体阻滞剂。推荐选择性 $β_1$ 受体阻滞剂,必须在 α 受体阻滞剂见效后(血压下降)使用,使心率控制在＜90 次/分。单用 β 受体阻滞剂可阻断 β 受体介导的舒血管效应,诱发高血压危象及相关并发症。

(二)手术治疗

手术切除是 PHEO/PGL 最有效的治疗方法。手术方式可根据病情、肿瘤大小、部位、与周围血管的关系,并结合术者的经验合理选择开放性手术或腹腔镜手术。直径在 6 cm 以上的嗜铬细胞瘤建议开腹手术,副神经节瘤通常建议开腹。术前必须进行 10～14 天或更长时间 α 受体阻滞剂的充分准备。术中备酚妥拉明或硝普钠防血压骤升;出现低血压、周围循环不良等低血容量的表现时,扩容治疗,必要时使用去甲肾上腺素滴注。良性肿瘤可治愈。推荐术后 10～14 天复查血尿生化指标,判断肿瘤是否残留、有无转移等。

恶性肿瘤争取手术切除,已有转移者可化疗或放疗,但效果较差。[131]I 标记的间碘苄胍对半数恶性嗜铬细胞瘤有效。酚苄明、哌唑嗪等可选择使用,以缓解高血压发作,也可用于术后症状不缓解者。

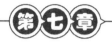

肥 胖 症

第一节 肥胖症概述

肥胖症就是体内脂肪堆积过多。如果我们每天通过食物摄入的能量大于每天能够消耗掉的能量,余下的能量就会以脂肪的形式储存起来,日复一日,超重和肥胖就悄然而至了。肥胖者大多数都喜欢吃零食、甜食、油炸食品、夜宵、爱喝啤酒,吃饭快,晚饭吃得多,饭后不爱动,缺乏体力活动。轻中度肥胖的人往往没有自觉症状,重度肥胖者大多比较怕热,平时容易出汗,稍微活动一下就气喘吁吁,睡觉时打鼾,甚至出现肥胖相关并发症的表现,如头晕、头痛,胸闷、胸痛,关节痛,多饮、多尿,睡眠中发作性呼吸暂停、憋醒等。

一、肥胖症的定义

体质指数(BMI)是用体重千克数除以身高米数平方得出的数字,是国际上公认的衡量一个人胖瘦程度及健康状况的重要指标,也是衡量一个人体脂含量的间接指标。

肥胖症是指 BMI 超过正常的一组临床综合征。WHO 将 BMI 25～29.99者定义为超重,BMI 30～34.99 者定义为 1 度肥胖,BMI 35～39.99 者定义为 2 度肥胖,BMI≥40 者定义为 3 度肥胖。2014 年 5 月,美国临床内分泌医师协会和美国内分泌学会联合发布了肥胖诊断和管理的新"框架",提出肥胖定义应该从"以 BMI 为中心"向"以肥胖相关并发症为中心"转变。新框架重新定义了超重和肥胖。

超重:BMI 25～29.9,但没有肥胖相关并发症情况。

肥胖 0 级:BMI≥30,无肥胖相关并发症。

肥胖1级:BMI≥25,至少存在1种轻至中度肥胖相关并发症。

肥胖2级:BMI≥25,至少存在1种重度肥胖相关并发症。

某些人群中BMI为23～25,但腰围增加。肥胖相关并发症包括代谢综合征、糖尿病前期、T2DM、血脂异常、高血压、非酒精性脂肪肝、多囊卵巢综合征、睡眠呼吸暂停综合征、骨关节炎、食管反流病及残疾或不能运动。

新的框架采用BMI进行初筛,评估有无肥胖相关并发症及严重程度。根据BMI和肥胖相关并发症对肥胖进行分级,最终根据肥胖分级制定预防和干预措施。

我国及其他亚洲人的肥胖大多数属于中心性肥胖(又称腹型肥胖),即腹部脂肪堆积,所以肥胖判断标准不同。目前我国18岁以上成年人(运动员、孕妇等特殊人群除外)超重和肥胖及中心性肥胖的判定标准参,照卫健委2013年4月18日颁布的《中华人民共和国卫生行业标准——成人体重判定》,可用于临床诊断。

超重:BMI 24～27.9。

肥胖:BMI≥28。

中心性肥胖:男性腰围≥90 cm(或女性腰围≥85 cm);中心性肥胖前期:男性腰围85～89.9 cm(或女性腰围80～84.9 cm)。

二、肥胖症的分类

肥胖症可以分为原发性肥胖症和继发性肥胖症2大类,原发性肥胖症可能与家族遗传、营养过剩和体力活动少等因素有关;继发性肥胖症包括由内分泌疾病引起的内分泌障碍性肥胖、特殊的遗传性疾病导致的先天异常性肥胖以及药物导致的肥胖。

(一)原发性肥胖症

原发性肥胖症又称单纯性肥胖症,是临床上最常见的一种肥胖,往往有肥胖家族史和婴幼儿时期肥胖史,营养过剩而缺乏体力活动,占肥胖人群的90%以上。这类患者大多呈均匀性肥胖,没有内分泌疾病史。

(二)继发性肥胖症

1.内分泌疾病所致肥胖

由内分泌及代谢性疾病所致的体内代谢紊乱导致的肥胖,占肥胖人群的1%左右,包括库欣综合征、多囊卵巢综合征、下丘脑性肥胖、原发性甲状腺功能减退症、胰岛细胞瘤等。

2.药物导致的肥胖

如哮喘、系统性红斑狼疮患者长期应用糖皮质激素出现的满月脸、向心性肥胖；抗精神病药物如奥氮平、氟哌啶醇及三环类抗抑郁药均能促进食欲，增加体重；糖尿病患者应用胰岛素或磺脲类药物引起的体重增加；其他如抗癫痫药物、β肾上腺素受体阻滞剂、孕激素类避孕药均能导致体重增加。此类患者一般停药后肥胖情况能得到改善。

3.特殊的遗传性疾病

包括超重或肥胖表型的特殊遗传综合征。为童年早期无节制的贪食导致的肥胖，大多数患者身材矮小，精神发育迟缓。

三、肥胖症的危害性

（1）肥胖是心血管疾病（包括冠心病、心力衰竭、心律失常和心源性猝死）的独立危险因素。一项纳入全球 57 个研究的 meta 分析，探讨 90 万成年人的 BMI 与死亡风险的关系，发现无论男女，BMI 在 22.5～25 时死亡率最低，BMI 超过 25 后，每增加 5，死亡风险增加 30%，其中心血管死亡风险增加 40%。

（2）肥胖是引起高血压的危险因素。肥胖者的高血压风险是消瘦者的 6 倍。大约 40% 的肥胖患者有高血压。研究发现，体重的变化与收缩压呈正相关，体重每增加 4.5 kg，收缩压男性增加 0.5 kPa（4.4 mmHg），女性增加 0.5 kPa（4.2 mmHg）。体重下降能使血压显著下降。一项随机对照研究的 meta 分析得出结论：体重每下降 1 kg，舒张压平均下降 0.1 kPa（1 mmHg）。

（3）肥胖是 T2DM 的一个重要危险因素。一项来自欧洲 4 个国家 26 个中心的大型研究显示，与 BMI 18.5～22.4 且腰围较小者相比，BMI＞35 且腰围较大者发生 T2DM 的风险明显增高：男性发生 T2DM 的风险增高 22.0%，女性增高 31.8%。腹型肥胖更是糖尿病发病的独立危险因素。研究发现，腹型肥胖发生糖尿病的概率是非腹型肥胖者的 2.24 倍。

（4）肥胖是血脂异常的独立危险因素。第三次美国国家健康和营养调查研究结果表明，美国超重及肥胖人群患血脂异常的风险是正常体重人群的 2～3 倍。我国北京社区超重与肥胖人群血脂异常的患病率调查显示，我国超重及肥胖男性血脂异常患病率分别为 43.3% 和 65.4%，超重及肥胖女性血脂异常患病率分别为 29.2% 和 42.3%。肥胖症患者尤其是合并 T2DM 和代谢综合征的患者更容易出现血脂异常，肥胖患者血脂异常与高血压、冠心病、脑血管疾病等密切相关。

第二节　肥胖症的病因和发病机制

一般情况下,人体能动态平衡能量以维持体重的相对稳定,当各种因素导致能量动态平衡系统被破坏,消耗不掉的能量就会慢慢以脂肪的形式储存在体内,从而造成肥胖。肥胖症的病因及发病机制包括遗传因素、内分泌因素、脂肪细胞因子、环境因素等。

一、遗传因素

遗传因素是肥胖症的基础。大约 1/3 的肥胖症患者有明显的肥胖家族史。父母双方均肥胖,其子女肥胖的机会占 70%～80%;一方肥胖,子女肥胖的机会占 40%～50%;父母双方都不胖或偏瘦的,其子女肥胖的机会只有 10%。研究还发现,同父同母的同胞间其 BMI 相近,即使出生后在不同的家庭中长大,其 BMI 也极其接近,而同父异母或同母异父的同胞间 BMI 几乎没有相关性。由此可见,肥胖的发生与遗传因素密切相关。科学家们发现肥胖症的基础是 1 个或多个基因的突变和变异,目前已发现的与肥胖相关的基因主要有 *OB* 基因、*LEPR* 基因、*PCl* 基因、*POMC* 基因和 *MC4R* 基因等。

二、内分泌因素

人体内调节脂肪代谢的内分泌腺,包括垂体、甲状腺、性腺、肾上腺皮质功能紊乱,均可导致肥胖。其他如胰岛素分泌过多。胰岛素能够促进脂肪合成并抑制脂肪分解,也会导致肥胖的发生。

三、脂肪细胞分泌的脂肪因子和炎症因子

肥胖患者体内脂联素水平下降,瘦素缺乏或抵抗,抵抗素增高,肿瘤坏死因子 α 分泌增多,这些因子参与胰岛素抵抗、血糖及血脂代谢紊乱的发生。

四、环境因素

(一)生活方式

1.饮食因素

肥胖与饮食习惯密切相关,长期进食过量是引起肥胖的直接原因。比如一个人每天多进食 104.6 kJ 热量,1 年下来就能积聚 38 179 kJ 热量,相当于长了

1.25 kg体重,20 年下来体重就会增长 25 kg。随着生活水平的不断提高,可供选择的食物品种越来越丰盛。快餐食品、油炸食品、应酬活动使人们摄入的脂肪、蛋白质等高热量食物增多,而谷类、蔬菜、粗纤维等比例减少,导致能量的总体摄入过多。一些不良饮食习惯,如喜吃零食、甜食、油炸食品、夜宵,进食不规律、晚餐进食过多都与肥胖的发生有关。

2.饮酒与戒烟

饮酒时所进食的能量物质能较多地储存在体内,使体脂增加。肥胖患者吸烟容易导致脂肪向腹部堆积造成腹型肥胖,而男性戒烟后肥胖的发生风险较非吸烟者高 2.4 倍(这种肥胖往往是全身均匀性肥胖),女性高 2.0 倍,这可能与戒烟后体内尼古丁下降导致体重增加有关。

3.缺乏体力活动

科技的进步带来便利的生活和工作,体力活动明显减少,人们逐渐养成了静坐少动的生活习惯。缺乏体力活动,热能消耗减少,使过多的热量以脂肪形式储存,也是肥胖发生的重要原因之一。有研究发现,每天看电视 4 小时以上的妇女比看电视<1 小时的妇女发生肥胖的风险增加 2 倍。

(二)社会因素

肥胖的发生与社会因素也有一定的关系。发达国家和经济快速增长的发展中国家肥胖的发生率均明显升高。

(三)心理因素

大城市工作强度大、生活节奏快,长期处于焦虑紧张的负面情绪中,很多人因此选择了暴饮暴食,这也是造成肥胖的原因之一。

第三节　肥胖症的诊断

一、标准体重判定法

此方法简单易行,但只能粗略估计,不能确定全身肥胖和局部脂肪的堆积程度。标准体重(kg)=身高(cm)−105。如果一个人实际体重大于标准体重的20%则认为是肥胖。

二、腰围和腰臀比

腰围(WC)的标准测量方法是取直立位,被检查者两脚分开 30~40 cm,以右侧腋中线髂骨上缘与第 12 肋骨下缘连线的中点(腰部天然最窄部位)为测量点,沿水平方向绕腹部 1 周,所测得的腰围长度。腰围可以反映腹部的脂肪含量。腰围过大,即使未超重,也应视为肥胖。我国以男性腰围≥90 cm(或女性腰围≥85 cm)提示存在中心性肥胖。臀围指测得臀部的最大周径。腰臀比是腰围/臀围之比值,能更好地反映中心性肥胖的程度。我国以男性腰臀比>0.9(或女性腰臀比>0.8)提示存在中心性肥胖,其发生心肌梗死、高脂血症、糖尿病、脑血管病的风险增加。

三、皮褶厚度

用特制的卡钳测量不同部位的皮下脂肪厚度,判断一个人的胖瘦程度。常见测量部位有上臂、腋下、肩胛部、髂部、腹部、大腿。

四、影像学检查

借助双能 X 线吸收法、超声、CT 断层扫描、磁共振成像等技术测定体脂含量,正常男性体脂含量为 15%~20%,女性体脂含量为 20%~25%,当男性体脂>25%(或女性体脂>30%)提示肥胖。

第四节　肥胖症的治疗

一、饮食管理

(一)控制总热量

肥胖的发生与饮食有着密切的关系,控制饮食是最基本的减肥方法。通过限制甜食、饮料、零食,避免夜宵、睡前进餐,避免暴饮暴食、油炸食品、快餐食品,使摄入的热量少于消耗的热量,就可以使体重减轻。肥胖症治疗的最初目标是每天减少 2 092~4 184 kJ 的热量摄入。一般成年人每天热量供应不应少于 5 020.8 kJ,根据体型、劳动强度情况适当调整,肥胖的轻体力劳动者每天每千克体重需要热量 83.68~104.6 kJ,肥胖的中体力劳动者每天每千克体重需要热量

125.52 kJ,肥胖的重体力劳动者每天每千克体重需要热量146.44 kJ。

1.轻度肥胖者

轻度肥胖者主要是通过限制甜食、零食、饮料,限制脂肪摄入,使摄入的总热量低于消耗的热量,体重每月下降0.5~1.0 kg,体重逐渐降至理想体重。

2.中度肥胖者

中度肥胖者需要严格饮食控制,限制总热量在每天5 020.8 kJ以内,可适当增加蔬菜、水果量,限制甜食、零食、饮料,避免油炸食品、快餐食品,避免夜宵、睡前进餐,使体重每月下降1~2 kg。

经上述饮食控制体重仍不能下降者或重度肥胖患者,可采用极低热量饮食,限制总热量在每天3 347.2 kJ以内,短期进行(一般不超过12周),且必须有临床医师和营养师的监控,每周可减轻体重1.5~2.5 kg。但停止治疗后容易反弹。

(二)调整饮食结构

1.限制糖类的摄入

控制糖类占总热量的55%左右,以谷物为主要糖类的来源,减少单糖的摄入(如含糖饮料、糖果、甜食的摄入)。

2.限制脂肪的摄入

脂肪产热高,高脂饮食是超重和肥胖的独立危险因素,饮食中的脂肪摄入也是心血管和代谢性疾病的危险因素。肥胖患者摄入的脂肪量应控制在总热量的20%~30%,限制饱和脂肪酸的摄入(建议小于总热量的10%)。饱和脂肪酸的主要来源是家禽肉和乳类的脂肪。除限制肉、蛋、牛奶等动物性脂肪外,烹调油控制在每天10~20 g。每天胆固醇摄入量不>300 mg。

3.保证蛋白质的摄入

蛋白质摄入占总热量的15%,建议主要从鱼、瘦肉中摄取。有研究显示,与限制脂肪、高比例糖类的饮食方法相比,以蛋白质替代部分糖类可以减少热量的摄入,同时可以更好地改善机体组分(更好地保留无脂肪组织)。

4.限制盐和酒精的摄入

食盐能引起口渴、刺激食欲,导致饮水进食增加,所以减肥饮食要低盐,烹调时要少放盐,注意食物标签上的含盐量,每天食盐摄入量<6 g。有高血压者食盐摄入量应更少。饮酒可以增加体脂,肥胖患者需限制酒精的摄入。如果存在高血压或血糖血脂代谢异常应更少。

5.增加蔬菜和水果的摄入

蔬菜、水果热量低,能在一定程度上填饱肚子,是肥胖患者理想的食物。蔬菜和水果还含有多种人体需要的维生素、纤维素、微量元素。

(三)改变进食习惯

(1)改变一些不良的进食习惯,如不吃早餐、偏食挑食、边看电视边吃东西。早餐一定要吃,而且要吃好吃早。饮食注意荤素搭配,最好先吃素菜再吃荤菜,不能只吃荤菜不吃素菜。用小号的碗碟装饭菜,定时进餐,吃半饱时休息一会儿再吃,七八分饱离桌。

(2)细嚼慢咽,延长进餐时间。大脑神经接收饱腹感信号通常需要 20 分钟时间,通过细嚼慢咽可以延长进餐时间,刺激饱腹中枢神经,反馈给大脑"我已经饱了"的信号,让人停止进食,从而控制体重。

(3)晚餐进食量不宜过多,避免夜宵。有试验表明,每天早上一次摄入一定热量的食物,对体重影响不大,而晚上摄入同样的食物,体重会明显增加。民间称"晚饭少一口,活到九十九"是有一定道理的,少吃晚饭不但有利于减肥和睡眠,还可以减少动脉粥样硬化和心脑血管意外。

二、运动管理

超重和肥胖患者中运动不足现象非常普遍。运动管理应与饮食管理同时进行,并且应该循序渐进,长期坚持。平时缺少运动的人,刚开始运动时,可以每周 2～3 次,每次 30 分钟,慢慢增加到每周 5～7 次,每次 40 分钟至 1 小时,甚至 1 小时以上。只要养成良好的运动习惯,持之以恒,就会取得良好的减肥效果。

(一)运动的健康益处

运动能增加热量消耗,减轻体重;改善胰岛素敏感性,降低平均血压;促进脂肪氧化,增加内脏脂肪的消耗;改善情绪,减少抑郁症的发生。

(二)超重和肥胖患者如何进行运动

1.运动方式

可以根据患者的年龄、性别、体能、兴趣爱好选择一个主要运动项目,再配合一些其他的活动增加热量消耗。运动方式可以选择散步、跳舞、做体操、骑自行车、打乒乓球、打羽毛球、打网球、游泳、打太极拳、做瑜伽、普拉提、跳绳、慢跑、爬山等。健康的运动推荐项目及能量消耗见表7-1。平时能站着就别坐着,能走楼梯就尽量不坐电梯,出行少开车,选择走路或骑车上班,增加每天的运动量。

2.运动时间

每次运动时间建议持续 30 分钟以上。因为运动 10 分钟才开始燃烧脂肪,持续运动30分钟脂肪燃烧达到峰值,此时即便终止运动,脂肪还能继续燃烧6小时,所以想要减重,就必须坚持一下,每次运动持续30分钟以上。在运动的时候需要讲究科学的运动方法,每次运动30分钟以上,增加运动频率,保证每周至少5次的有氧运动时间。

表 7-1　健康的生活方式推荐的运动项目及能量消耗

运动项目	建议频度	活动30分钟能量消耗/kcal
静坐、看电视、看书、写字、打电脑游戏	建议减少	30～40
散步、跳慢舞、做体操、骑自行车(10 km/h)、快走(1 000～1 200 m/10 min)	5～6次/周	100～120
球类运动(如羽毛球、排球、网球)、打太极拳、跳快舞、骑自行车(15 km/h)	5～6次/周	150～175
爬山、慢跑、跳绳、做仰卧起坐、骑自行车(19～22 km/h)	5～6次/周	180～200
练举重、瑜伽、普拉提	2～3次/周	100～120

注:1 kcal=4.184 kJ。

3.运动强度

对于减肥者来说,运动强度并非越大越好,不适当的运动反而增加体重。当做大强度的运动时,人体处于无氧代谢状态,无氧代谢状态主要靠分解储存的糖原释放能量,脂肪不但不能被利用,反而会产生酮体等酸性物质,降低人的运动耐力;做低中等强度的运动时,首先动用的是人体内储存的糖原,当运动30分钟后开始由糖原释放能量向脂肪释放能量转化,运动1小时后以脂肪供能为主。所以要达到全身减肥的目的,应该做低中强度长时间耐力性有氧运动。可以通过测量运动后的脉搏掌握运动强度是否合适:运动结束后立即数脉搏1分钟即运动时每分钟心率,心率在(220－年龄)×(60%～85%)的范围内,提示运动强度适宜;还可以根据运动后精神状态、体力、睡眠、食欲情况是否良好,判断运动量是否合适。

三、行为矫正管理

行为矫正管理是全面了解肥胖患者在饮食、运动方面存在的问题,提高患者对肥胖的认知,从根本上改变不良生活习惯,达到减肥效果并能长期保持。国外研究表明,将饮食、运动和行为矫正综合起来,可以达到最大的减肥效果并减少体重反弹。

(一)行为分析

制定减肥计划,如在 3～6 个月内体重下降 5％～15％。通过减肥日记记录每天的饮食、活动情况及体重变化,包括每天三餐的进餐时间、饭量、荤菜量,进餐速度,餐间的点心、零食、饮料,每天烹调油用量,每天的运动项目、运动时间,出行方式,步行时间,家务时间,每天早晚的体重情况。

(二)自我评估

评估自己的饮食是否过量,三餐分配是否合理,运动量是否合适,对照减肥计划有无达到预期的效果。

(三)专业医师评估

可以通过电话、网站、微信平台、门诊咨询等方式,加强与专业医师的联系,定期(1～3 个月)检查行为矫正管理的效果。

第五节　肥胖症的预防

目前肥胖症发生较多的主要集中在儿童、中年人、老年人这 3 类人群,通过对这 3 类人群肥胖原因的分析,制定个性化的肥胖预防措施。

一、儿童肥胖

近年来,儿童肥胖呈不断上升趋势,已成为公众关注的健康问题。儿童肥胖影响身体健康和心理健康,也是成年肥胖的高危因素。

(一)儿童肥胖的原因

1.遗传因素

肥胖具有一定的遗传性,父母是肥胖的,其儿童发生肥胖的机会就增加。

2.饮食因素

母亲孕期营养过剩、孕期体重增加过多,造成新生儿出生体重较正常健康儿童高,并可进一步导致婴幼儿肥胖。喂养过度也是儿童肥胖发生的重要因素。丰盛的一天三餐,外加各种零食、甜点、巧克力、饮料,每天摄入过多的营养物质,日积月累,儿童肥胖就出现了。

3.社会因素

与祖父母或外祖父母共同生活的儿童更容易发生肥胖,主要与老人的传统观念有关:认为孩子胖一点才健康,只要是孩子想要的,都会想方设法满足。

4.生活方式

缺乏适当的运动锻炼,白天上学,晚上及周末参加各种兴趣班、辅导班,休息时间上网、看电视,长期久坐、运动少也是儿童肥胖发生的重要原因。

(二)儿童肥胖的危害

(1)肥胖儿童肺活量减少,心脏负担加重,不能从事强度较大的体育锻炼。

(2)肥胖儿童缺乏自信,易自暴自弃,特别是女孩子更容易产生自卑情绪,影响儿童的身心健康。

(3)儿童期肥胖容易持续到成年,导致肥胖相关并发症如高血压、糖尿病、心脑血管疾病、痛风发病风险增加。

(三)儿童肥胖的预防

1.从母亲孕期开始预防儿童肥胖

孕早期无须额外增加热量,至妊娠中晚期可在原来饮食的基础上额外增加20%～30%的热量,整个孕期注意保证营养的均衡性和多样性,保证每天有一定的奶制品、蛋类、坚果类、蔬菜水果的摄入。一般整个孕期体重增长控制在10～12 kg。

2.母乳喂养

母乳喂养预防儿童肥胖的作用是持续的。有研究显示,母乳喂养可以使4岁前的儿童肥胖症风险下降20%,母乳还含有丰富的营养物质,应提倡母乳喂养。

3.合理的饮食控制

对儿童进行饮食控制首先要考虑到儿童生长发育的需求。在保证儿童生长发育所需的基本营养素的前提下,限制糖果、糕点、含糖饮料等含糖高的食物的摄入,限制巧克力、奶油、油炸食品、肥肉、动物内脏等高脂肪高热量食物的摄入,控制薯条、瓜子、花生等零食的摄入,保证优质蛋白质的摄入,多进食富含维生素及膳食纤维的新鲜蔬菜、瓜果等食物。另外,家长的正确引导很重要。家长应身体力行,建立良好的饮食习惯,并帮助儿童也建立良好的饮食习惯。

4.运动锻炼

运动可以增加热量消耗,促进脂肪分解。有研究显示,持久地运动锻炼可以减少青少年腹部脂肪的堆积。运动还可以增强孩子的体质,提高孩子的自信。运动方式可以选择中低强度的有氧运动,如快走、慢跑、骑自行车、游泳、跳绳、舞蹈及各种球类运动,增加户外活动时间。可以根据儿童的兴趣爱好,选择1～2项运动项目并持之以恒,使其从小就养成运动锻炼的好习惯。

二、中年肥胖

(一)中年肥胖的原因

1.年龄

超重或肥胖的发生随着年龄的增加而显著增加,可能与随着年龄的增加,基础代谢率下降及体内脂肪构成比发生改变有关。

2.妊娠

女性在妊娠及产后容易发生肥胖:妊娠期体内雌激素水平增加,促进脂肪储存,再加上孕期过于丰盛的饮食,容易导致营养过剩,所以女性在妊娠期最容易发生肥胖。孕期肥胖也容易造成产后肥胖。科学家研究发现,产后肥胖还与产后肥胖基因有关,有产后肥胖基因的女性容易在产后1年内发胖。

3.饮食结构

中年人的饮食结构不合理,禽、肉、蛋等高脂类食物进食增加,特别是中年男性由于事业、经商等原因交际应酬多,外出就餐次数多,烟酒不断,天天高脂高蛋白饮食,结果导致体重不断增加。

4.生活习惯

人到了中年以后体力不如从前,活动量、运动量下降,加上事业忙碌,往往没有规律运动的习惯,热量摄入多,消耗少,自然容易肥胖。

5.心理因素

工作压力大,生活节奏快,很多人因而选择暴饮暴食,时间久了,就容易产生肥胖。

6.药物

长期口服避孕药可使女性体内雌激素水平升高,促进脂肪合成增加而导致肥胖。

(二)中年肥胖的危害

(1)中年女性肥胖的危害:肥胖女性体内过多的脂肪可以导致雌激素生成过多,还可以改变雌激素代谢途径,导致月经紊乱甚至不孕。肥胖女性中多囊卵巢综合征的发病率相对较高,也是造成不孕的原因之一。肥胖的孕妇容易流产,容易发生妊娠期高血压疾病、GDM 等。女性肥胖还会导致乳腺癌、卵巢癌、子宫内膜癌发生风险增加。

（2）中年肥胖不但冠心病、高血压、糖尿病、高脂血症、痛风发病风险增加，有研究表明中年肥胖还会缩短寿命、增加住院率，甚至未来患各类痴呆症的可能性增加。

（三）中年肥胖的预防

1.合理的饮食控制

减少高热量高脂食物的摄入，减少甜食、零食、糕点、甜饮料的摄入，避免油炸食品，选择蒸、煮、炖等清淡的烹饪方式，适当控制荤菜的摄入量，多吃水果和蔬菜。

2.孕期及产后注意营养平衡

孕期及产后既要保障母婴营养需求，又要避免营养过剩，注意饮食的合理搭配，产后坚持母乳喂养，可减少产后肥胖的发生。

3.改善生活方式

避免暴饮暴食，减少不必要的应酬，注意戒烟限酒。

4.运动锻炼

25 岁以后基础代谢率会随着年龄的增长而下降，运动在短时间内可以增加人体的基础代谢率，促进能量消耗从而达到减轻体重的效果。肥胖者通过运动还可以使胃口下降，达到减轻体重的目的。运动方式可以选择自己感兴趣的运动项目，如快走、舞蹈、健身操、瑜伽、跳绳、游泳、羽毛球、篮球、慢跑等。每次运动时间不少于 30 分钟，坚持运动，每周运动次数不低于 5 次。

5.保持良好的心态

心理压力过大、情绪不稳定时容易暴饮暴食，不愿意参加体育锻炼及户外活动，懂得控制自己的情绪，学会减压，积极参加各种社会及团体活动。

三、老年肥胖

当今社会，平均寿命延长，老年人口逐渐增多。老年人作为一个特殊人群，退休以后活动量减少，营养相对改善，缺乏控制体重的迫切愿望。

（一）老年肥胖的原因

1.体力活动减少

老年人大多退休或从事二线工作，生活、工作相对稳定，压力减少，活动量、运动量较青、中年时减少，热能消耗减少。

2.饮食因素

长期高热量饮食如过多地摄入甜食、油炸食品、饮料、零食等,造成脂肪合成增加。

3.生理因素

老年人体内生长激素、性激素分泌减少,逐渐不爱活动,基础代谢率下降。特别是女性,绝经后雌激素水平下降,容易造成脂肪堆积。

4.内分泌因素

内分泌因素造成的肥胖多为继发性,如胰岛素抵抗、肾上腺皮质功能亢进症、甲状腺功能减退症等都可引起肥胖。

(二)老年肥胖的危害

1.胰岛素抵抗和 T2DM

老年肥胖患者胰岛素抵抗明显,多存在高胰岛素血症,T2DM 发病风险增加。

2.心血管疾病

老年肥胖患者多存在高血压、高血脂、吸烟、高胰岛素血症、体力活动减少等引发心血管疾病的危险因素,致使冠心病发病风险增加。另外,老年肥胖患者体循环和肺循环血流量增加,易患充血性心力衰竭。

3.呼吸系统疾病

老年肥胖患者可存在呼吸运动受限、肺通气不良及换气受限,睡眠呼吸暂停综合征发病率高。

4.关节炎

肥胖可导致膝关节负荷加重,出现肥胖相关性关节炎;得了关节炎影响活动,反过来又会加重肥胖。

5.癌症

肥胖与癌症的发生密切相关。男性肥胖患者发生直肠癌、结肠癌、前列腺癌的风险增加,女性肥胖患者发生子宫内膜癌、卵巢癌、乳腺癌风险增加。

(三)老年肥胖的预防

1.适当控制饮食

老年人控制饮食不宜采用极低热量饮食,要保证营养的均衡性。主要是减少吸烟和饮酒,减少零食和甜食,少吃油炸食品,控制脂肪摄入量,增加蔬菜和粗纤维的摄入。合理分配三餐,晚餐适当减少,通过减慢进餐速度、增加咀嚼次数减少食物的总摄入量。

2.运动锻炼

老年人的运动锻炼要结合身体的实际情况,根据年龄、身体状况、兴趣爱好量身订制。运动应循序渐进。老年人适合低强度、长时间的有氧运动,如散步、慢跑、打太极拳,跳广场舞、健身操,骑自行车等。

3.行为纠正

老年人晚上活动量少,有些老年人晚餐进食较多,还有睡前加餐的习惯。正确分配一天三餐,减少晚餐进食量,晚上适当增加活动量,改变不良的进食行为,可以在一定程度上减少肥胖的发生。让患者自己记录每天的饮食情况,家庭成员监督,往往可以取得更好的效果。

血脂异常症

第一节　血脂异常症概述

　　血脂是血浆中所有脂质的总称。高脂血症是由于脂肪代谢或运转异常导致血浆中血脂水平过高,可表现为高胆固醇血症、高甘油三酯血症和混合性高脂血症(两者皆有)。另外,高密度脂蛋白降低也是一种病理状态,与上述血脂代谢紊乱统称为血脂异常。血脂异常可直接引起一些严重危害人体健康的疾病,如动脉粥样硬化、冠心病、胰腺炎等。

　　血脂水平与遗传和饮食习惯密切相关,不同种族人群的血脂水平存在差异。如西方男性平均胆固醇水平为 5.4 mmol/L;日本男性相对较低,仅为4.3 mmol/L;我国人群的胆固醇水平亦低于欧美人群,平均为 3.8~5.14 mmol/L。

第二节　血脂异常症的病因和发病机制

　　无论是脂蛋白产生过多还是清除减少,均可导致 1 种或多种脂蛋白在血浆中过度堆积从而引起高脂血症。高脂血症可分为原发性和继发性 2 类。原发性与先天性和遗传有关,是由于单基因缺陷或多基因缺陷,使参与脂蛋白转运和代谢的受体、酶或载脂蛋白异常所致,或由于环境因素(饮食、营养、药物)和通过未知的机制而致;继发性多发生于代谢性紊乱疾病(糖尿病、高血压、黏液性水肿、甲状腺功能减退、肥胖、肝肾疾病、肾上腺皮质功能亢进),或与其他因素如年龄、性别、季节、饮酒、吸烟、饮食、体力活动、精神紧张、情绪活动等有关。

一、饮食中胆固醇和/或饱和脂肪酸过量

每天饮食中的胆固醇从 200 mg 增至 400 mg 时，可使血浆胆固醇水平上升 0.13 mmol/L(5 mg/dL)，其机制可能与肝脏胆固醇含量增加，低密度脂蛋白 (low density lipoprotein,LDL) 受体合成减少有关。理想饮食中饱和脂肪酸的摄入量为每天总热量的 7％，如果饱和脂肪酸摄入量占总热量的 14％，胆固醇约增高 0.52 mmol/L(20 mg/dL)，其中大部分为 LDL-C。其机制可能为饱和脂肪酸抑制 LDL 受体活性。

二、体重增加

肥胖可致血浆胆固醇升高。肥胖一方面促进肝脏输出含载脂蛋白 B 的脂蛋白，继而使 LDL 生成增加；另一方面使全身胆固醇合成增加，使肝内胆固醇池扩大，并抑制 LDL 受体的合成。

三、年龄因素

随着年龄的增加，胆固醇会有轻度升高，但这并非与增龄所致的体重增加有关。老年人的 LDL 受体活性减退，LDL 分解代谢率降低。其机制可能是由于年龄增加，胆汁酸合成减少，肝内胆固醇含量增加，进一步抑制 LDL 受体的活性。

四、绝经后女性

45～50 岁之前，女性的血胆固醇低于男性，随后则会高于男性。这是由于雌激素可通过增加 LDL 受体的表达而增强 LDL 的分解代谢。

五、基因缺陷

与脂代谢有关的基因发生突变可导致脂蛋白降解酶活性降低，脂蛋白结构或受体缺陷使脂蛋白在体内清除减少或分解代谢减慢；或增加脂蛋白的合成，影响饮食中脂肪的吸收等。可引起各种类型的原发性高脂血症，如家族性脂蛋白酶缺乏症、家族性载脂蛋白 C Ⅱ 缺乏症、家族性高胆固醇血症、家族性载脂蛋白 B100 缺陷症、家族性异常 β 脂蛋白血症、家族性混合型高脂血症、家族性高甘油三酯血症等。

六、全身系统性疾病

可通过各种途径引起血浆胆固醇和/或 TG 水平的升高。如胰岛素缺乏，可抑制脂蛋白脂酶的活性，使乳糜微粒在血浆中聚积；甲状腺功能减退时，肝脏对极低密度脂蛋白(VLDL)的清除减慢，同时合并中间密度脂蛋白产生过多；胆道

结石、肝脏肿瘤、胆汁性肝硬化、胆道闭锁等所致的胆道阻塞,使胆酸、胆固醇排入胆道发生障碍引起游离胆固醇和 TG 升高;肾脏疾病可引起 VLDL 和 LDL 合成增加,同时可能伴有脂蛋白分解代谢减慢;系统性红斑狼疮患者自身抗体和肝素结合,可抑制脂蛋白脂酶的活性;多发性骨髓瘤患者的异型蛋白可抑制血浆中乳糜微粒和 VLDL 的清除;脂肪营养不良的脂肪组织中脂蛋白脂酶减少,可伴有肝脏合成 VLDL 增多等。

七、药物

雌激素治疗可增加 VLDL 的产生而引起血浆 TG 水平升高。长期大量应用糖皮质激素可促进脂肪分解,使血浆胆固醇和 TG 水平升高。噻嗪类利尿剂和 β 受体拮抗剂亦可引起高脂血症。

八、生活方式

进食含糖量过高的饮食,引起血糖升高,刺激胰岛素分泌,后者可促进肝脏合成 TG 和 VLDL 增加,引起血浆 TG 浓度升高。此外,高糖膳食还可诱发载脂蛋白 C Ⅲ(Apo C Ⅲ)基因表达增加,使血浆 Apo C Ⅲ浓度增高。已知 Apo C Ⅲ是脂蛋白脂酶的抑制因子,血浆中 Apo C Ⅲ增高可造成脂蛋白脂酶的活性降低,继而影响乳糜微粒和 VLDL 中 TG 的水解,引起高甘油三酯血症。

习惯于静坐的人血浆 TG 浓度比坚持体育锻炼者要高。锻炼尚可增高脂蛋白脂酶活性,升高高密度脂蛋白(HDL)特别是 HDL-2 的水平。长期坚持锻炼,还可使外源性 TG 从血浆中清除增加。吸烟也可增加血浆中 TG 水平。

长期大量饮酒可影响血浆 TG 水平。乙醇可增加体内脂质的合成率,减少氧化脂肪酸的比例,并增加酯化脂肪酸的比例;还可降低脂蛋白酯酶活性,使 TG 分解代谢减慢。

第三节　血脂异常症的分类与临床表现

一、分类

(一)表型分类法

目前,国际上通用的是以 Fredrickson 工作为基础、经 WHO 修订的分类方法,主要是基于各种血浆蛋白升高的程度不同而进行分型。高脂血症可分为6 型(Ⅰ、Ⅱa、Ⅱb、Ⅲ、Ⅳ、Ⅴ型)。

(二)基于是否继发于全身系统性疾病分类

分为原发性高脂血症和继发性高脂血症。后者是由一些全身系统性疾病所致,如糖尿病、甲状腺功能减退症、肾病综合征、肾衰竭、肝脏疾病、系统性红斑狼疮、糖原贮积症、骨髓瘤、脂肪萎缩症、急性卟啉病等。某些药物如利尿剂、β受体阻滞剂、糖皮质激素、雌激素等也可引起继发性高脂血症。在排除了继发性病因后,可诊断为原发性高脂血症。已知部分原发性高脂血症是由于先天性基因缺陷所致,如 LDL 受体基因缺陷引起家族性高胆固醇血症。也有部分原发性高脂血症病因不明。

(三)基因分类法

目前,已发现有很大一部分高脂血症患者存在单一或多个遗传基因缺陷。由基因缺陷所致的高脂血症多具有家族聚积性,有明显的遗传倾向,临床上通常称为家族性高脂血症。如家族性高胆固醇血症、家族性载脂蛋白 B 缺陷症、家族性混合型高脂血症和家族性异常 β 脂蛋白血症。

二、临床表现

高脂血症的临床表现主要包括 2 大方面:①脂质在真皮内沉积所引起的黄色瘤;②脂质在血管内皮沉积所引起的动脉粥样硬化,产生冠心病和周围血管病等。

(一)黄色瘤

黄色瘤是一种异常的局限性皮肤凸起,其颜色可为黄色、橘黄色或棕红色,多呈结节、斑块或丘疹形状,质地一般柔软。主要是由于真皮内集聚了吞噬脂质的巨噬细胞(泡沫细胞)所致,该细胞又名黄色瘤细胞。经有效的降脂治疗,多数黄色瘤可逐渐消退。

(二)其他表现

高脂血症还可出现 2 个体征,即角膜弓和脂血症眼底改变。角膜弓又称老年环,若见于 40 岁以下者,多伴有高脂血症,以家族性高胆固醇血症多见,但特异性并不很强;高脂血症眼底改变是由于富含 TG 的大颗粒脂蛋白沉积在眼底小动脉上引起光散射所致,常常是严重的高 TG 伴乳糜微粒血症的特征表现。此外,严重的高胆固醇血症尤其是纯合子家族性高胆固醇血症患者可出现游走性多关节炎。不过这种情况较为罕见,且关节炎多为自限性。明显的高甘油三酯血症还可引起急性胰腺炎,应该引起注意。

尽管高脂血症可引起黄色瘤,但其发生率并不是很高,而动脉粥样硬化的发生和发展是一种缓慢渐进的过程。因此,在通常情况下,多数患者并无明显症状和异常体征,很多患者是由于其他原因进行血生化检验时才发现血浆脂蛋白水平升高。

第四节　血脂异常症的诊断

一、临床诊断

典型的临床表现、详细地询问病史和细致的体格检查有助于诊断。病史包括个人生活饮食习惯、有无引起继发性高脂血症的相关病史、有无服用引起高脂血症的药物、有无家族史等;体格检查要注意有无黄色瘤、角膜弓和高脂血症眼底改变。无论有无临床表现,高脂血症的诊断主要是依据血脂水平升高而定。有关高脂血症的诊断标准,目前国际和国内尚无统一标准。

既往认为,血浆总胆固醇浓度＞5.17 mmol/L(200 mg/dL)可定为高胆固醇血症,血浆 TG 浓度＞2.3 mmol/L(200 mg/dL)为高甘油三酯血症。各地由于所测人群不同,以及所采用的测试方法存在差异,所制定的高脂血症诊断标准不一。但为了防治动脉粥样硬化和冠心病,适当的血浆胆固醇水平应该根据患者未来发生心脑血管疾病的风险决定:发生风险越高,适当的血浆胆固醇水平应该越低。

新的标准建议,当 LDL-C 浓度＞7.2 mmol/L(130 mg/dL)时开始药物治疗,以 LDL-C 浓度＜5.6 mmol/L(100 mg/dL)为治疗目标。对于未来发生心脑血管疾病风险很高的患者,应更早开始药物治疗,并采取更严格的治疗目标。低HDL-C[＜2.2 mmol/L(40 mg/dL)]为冠心病的一项危险因素。

二、检验诊断

(一)TG

1.检查指征

已有冠心病、脑血管病或周围动脉粥样硬化病者;有高血压、糖尿病、肥胖、吸烟者;有冠心病或动脉粥样硬化家族史者,尤其是直系亲属中有发病年龄较轻或病死年龄较轻者;有皮肤黄色瘤者;有家族性高脂血症者;40 岁以上男性和绝经期后女性可考虑作为接受血脂检查的对象。美国国家胆固醇教育计划建议,对有冠心病高危因素的儿童进行选择性检查,其对象是:①有早发性心血管疾病家族史者;②父母有高脂血症,总胆固醇≥6.24 mmol/L 者。

2.测定方法

决定性方法为放射性核素稀释质谱法,参考方法为二氯甲烷抽提、变色酸显色法,常规方法为酶法。

3.标本采集和处理

(1)要求患者在空腹状态下进行血脂检测,以避免进食对血脂浓度造成的影响。进食对 TG 的影响较大,要求在禁食 12～14 小时后进行检测。

(2)标本存放中会有少量 TG 水解,释出游离甘油,所以标本在 4 ℃存放不宜超过 3 天,最好采用血清进行血脂测定。一般认为,血浆脂质水平约较血清脂质低 4%。

4.参考范围

TG 为 0.56～1.69 mmol/L,升高≥2.26 mmol/L。

5.临床诊断价值与评价

(1)TG 水平受遗传和环境因素的双重影响。同一个体的 TG 水平受饮食和时间等因素的影响较大,所以同一个体在多次测定时,TG 值可能有较大差异。人群血清 TG 水平呈明显的正偏态分布。一般认为,TG 水平升高对心血管疾病危险的评估作用不如 TC,但高 TG 血症也是冠心病的独立危险因素,其对于代谢综合征的诊断具有重要的临床意义。

(2)富含 TG 脂蛋白代谢异常在临床上主要表现为血浆 TG 升高,这是糖尿病患者最常见的血脂异常,其机制主要是体内胰岛素对 TG 合成和分解代谢作用不平衡。糖尿病患者因胰岛素抵抗或分泌缺陷,存在明显的胰岛素生物活性减低而导致餐后 TG 明显升高。

轻型的 T2MD 患者尤其是肥胖者,由于体内产生胰岛素抵抗所致糖代谢障碍导致供能不足,促使脂肪动员增加。对于 T1DM 或病情严重的 T2MD 患者,由于体内胰岛素缺乏,使胰高血糖素升高,动员脂肪分解代谢相应增强,致使血液中游离脂肪酸升高,经血液循环到达肝脏,为肝脏提供丰富的原料,促使肝脏合成 VLDL 增加。糖尿病患者由于 VLDL 的分解代谢下降或转化为 LDL 的途径被破坏,致使 VLDL 和 TG 浓度增加,某些患者乳糜微粒浓度也增加。

（3）继发性高脂血症是指由于全身系统性疾病所引起的血脂异常。可引起血脂升高的系统性疾病主要有糖尿病、肾病综合征、甲状腺功能减退症，其他疾病有肾衰竭、肝脏疾病、系统性红斑狼疮、糖原贮积症、骨髓瘤、脂肪萎缩症、急性卟啉病、多囊卵巢综合征等。此外，某些药物如利尿剂、β受体拮抗剂、糖皮质激素等也可能引起继发性血脂升高。在排除继发性高脂血症后，即可诊断为原发性高脂血症。原发性高甘油三酯血症多有遗传因素，包括家族性高甘油三酯血症与家族性混合型高脂（蛋白）血症等。

（4）继发性低 TG 血症见于继发性脂质代谢异常，如消化道疾病（肝疾病、吸收不良综合征）、内分泌疾病（甲状腺功能亢进、慢性肾上腺皮质功能不全）、癌症晚期、恶病质及肝素等药物的应用。原发性低 TG 血症见于无 β-脂蛋白血症和低 β-脂蛋白血症，为遗传性疾病。

（二）TC

1.检查指征
同 TG 测定。

2.测定方法
决定性方法为放射性核素稀释质谱法，常用的有胆固醇氧化酶法（COD-PAP 法）。

3.标本采集
空腹 12 小时后采静脉血，及时分离血清。

4.参考范围
成人 TC 为 2.8～5.2 mmol/L，儿童＜4.4 mmol/L。

5.临床诊断价值
（1）TC 是指血液中各脂蛋白所含胆固醇的总和。对于动脉粥样硬化和冠心病患者，TC 是一个明确的危险因子，与冠心病的发病率成正相关。随着 TC 水平的增加，缺血性心血管病发病危险性增高。当患者 TC 水平增至 5.18～6.19 mmol/L（200～239 mg/dL）时，其缺血性心血管病的发病危险较 TC＜3.63 mmol/L（140 mg/dL）者增高 50％左右；当 TC 增至 6.22 mmol/L（240 mg/dL）以上时，其缺血性心血管病的发病危险较 TC＜3.63 mmol/L（140 mg/dL）者增高 2 倍以上，且差异具有统计学意义。

（2）影响 TC 水平的因素。①年龄与性别：TC 水平往往随年龄增长而升高，但到 70 岁后不再上升甚或有所下降，中青年女性低于男性，50 岁后女性高于男性；②饮食习惯：长期的高胆固醇、高饱和脂肪和高热量饮食可使 TC 增高；③遗传因素:与脂蛋白代谢相关酶或受体基因发生突变,是引起 TC 显著升高的主要原因;④其他:如缺少运动、脑力劳动、精神紧张等可能使 TC 升高。

(3)高胆固醇血症有原发和继发 2 类,原发高胆固醇血症如家族性高 TC 血症、家族性 Apo B 缺陷症、混合性高脂血症等,继发高胆固醇血症见于肾病综合征、甲状腺功能减退、糖尿病、妊娠等。

(三)HDL-C

1.测定方法

参考方法为超速离心法,常规检测方法为均相测定法。

2.标本

空腹 12 小时后采静脉血,及时分离血清。

3.参考范围

HDL-C 为 1.04~1.55 mmol/L。

4.临床诊断价值与评价

(1)HDL 能将外周组织如血管壁内胆固醇转运至肝脏进行分解代谢,提示 HDL 具有抗动脉粥样硬化作用。由于 HDL 所含成分复杂,临床上目前尚无方法全面检测 HDL 的水平和功能,故通过检测其所含的胆固醇水平间接了解 HDL 水平。随着 HDL-C 水平的降低,缺血性心血管病发病危险增加。HDL-C$<$1.04 mmol/L(40 mg/dL)人群与 HDL-C$\geqslant$1.55 mmol/L(60 mg/dL)人群相比,缺血性心血管病危险增加 50%,差异具有统计学意义。因此,对我国 HDL-C 的诊断水平建议为:HDL-C$<$1.04 mmol/L(40 mg/dL)为减低,HDL-C$\geqslant$1.55 mmol/L(60 mg/dL)为升高。

(2)血浆 HDL-C 水平低下,尤其是 HDL-2 和 Apo A I 浓度降低是糖尿病合并血脂代谢异常的又一特点,女性较男性更为明显。糖尿病患者血浆中 VLDL 和乳糜微粒分解代谢降低使 HDL 的合成减少,胰岛素缺乏的糖尿病患者血浆中的 HDL 浓度更低。富含 TG 的 HDL 颗粒易被糖基化,使 HDL 参与胆固醇逆转运的功能下降。糖尿病患者的肝脂酶水平升高,可使 Apo A I 从富含 TG 的 HDL 颗粒中丢失,导致糖尿病患者的血浆 Apo A I 水平下降。

(3)HDL-C 与冠心病发病风险成负相关。HDL-C 或 HDL-C/TC 能更好地预测心脑血管动脉粥样硬化的危险性。高 TG 血症往往伴低水平 HDL-C,肥胖者的 HDL-C 也多偏低。吸烟可使 HDL-C 下降,适量饮酒、长期体力劳动和运动会使 HDL-C 升高。女性代谢综合征患者 HDL-C 临界值普遍降低,HDL-C$<$1.29 mmol/L 是诊断代谢综合征的指标。

(四)LDL-C

1.测定方法

参考方法为超速离心法,常规检测方法为均相测定法。

2.标本

空腹 12 小时后采静脉血,及时分离血清。

3.参考范围

LDL-C 为≤3.12 mmol/L。

4.临床诊断价值和评价

(1)由于 TC 水平同时也受 LDL-C 水平的影响,所以最好以 LDL-C 代替 TC 作为冠心病危险因素指标。随着 LDL-C 水平的增加,缺血性心血管病发病的相对危险及绝对危险上升的趋势及程度与 TC 相似。美国国家胆固醇教育计划成人治疗专业组规定,以 LDL-C 水平作为高脂血症的治疗决策及其需要达到的治疗目标。

(2)血液中的 LDL 是胆固醇的主要载体,有 67%～80% 的胆固醇以 LDL-C 的形式存在。LDL 通过血管内皮进入血管壁内,在内皮下滞留的 LDL 被修饰成氧化型 LDL(Ox-LDL),巨噬细胞吞噬 Ox-LDL 后形成泡沫细胞,后者不断地增多、融合,构成了动脉粥样硬化斑块的脂质核心。学者通过大量研究认为,动脉粥样硬化是一种慢性炎症性疾病,LDL 可能是这种慢性炎症的基本要素。LDL 水平通常以其胆固醇含量表示,LDL-C 与 TC 相平行,但 TC 水平受 HDL-C 浓度的影响。LDL-C 水平增高见于家族性高胆固醇血症(TC 增高,LDL-C 增高,伴有 HDL-C 减低)和Ⅱa 型高脂血症(TC 增高,LDL-C 增高,TG 正常或轻度增高)。

(3)VLDL 是 LDL 的主要前身物质。糖尿病患者由于血浆中的 VLDL 水平升高,为 LDL 的合成提供更多的原料,使 LDL 的合成增加。LDL 的合成与分解代谢也与血浆中的胰岛素浓度有关,具有胰岛素抵抗的糖尿病患者,由于其高胰岛素血症激活肝内的 HMG-CoA 还原酶活性,从而导致合成更多的胆固醇;在胰岛素缺乏的糖尿病患者中,组织细胞表面的 LDL 受体数量减少及活性降低,使 LDL 与其受体结合能力下降,因而 LDL 分解代谢减低。对于血糖控制欠佳的糖尿病患者,由于高血糖使 LDL 被糖化并易被氧化,促使 LDL 与其受体的结合能力下降,血浆中的 LDL 分解代谢和清除减少,最终的结果是使血浆中的 LDL 和 TC 浓度升高。

(4)近年来,非高密度脂蛋白胆固醇(非 HDL-C)受到临床重视。非 HDL-C

是指除 HDL 以外的其他脂蛋白中含有胆固醇的总和,主要包括 LDL-C 和 VLDL-C,其中 LDL-C 占 70% 以上。计算非 HDL-C 的公式如下:非 HDL-C＝TC－HDLC。非 HDL-C 可作为冠心病及其高危人群防治时降脂治疗的第二目标,适用于 TG 在 2.27～5.64 mmol/L(200～500 mg/dL)水平,特别适用于 VLDL-C 增高、HDL-C 偏低而 LDL-C 不高或已达治疗目标的个体。

致动脉粥样硬化的脂蛋白谱是指一组血脂异常,包括 TG 升高、HDL-C 低和 sLDL 颗粒增多。这 3 种血脂异常共同存在,发生冠心病的危险性明显增加,也常是糖尿病和代谢综合征所伴随的血脂异常的特征。

各血脂项目测定数值法定计量单位为 mmol/L,有些国家用 mg/dL。TC、HDL-C、LDL-C 的换算系数为 mg/dL×0.0259＝mmol/L,TG 的换算系数为 mg/dL×0.0113＝mmol/L。

（五）Apo AⅠ

1.测定方法

决定性方法为氨基酸分析,常规方法为免疫透射比浊法。

2.标本

空腹 12 小时后采静脉血,及时分离血清。

3.参考范围

Apo AⅠ 为 1.20～1.60 g/L。

4.临床诊断价值和评价

（1）血清 Apo AⅠ水平反映血液中 HDL 的数量,与 HDLC 成明显正相关,与冠心病发生危险成负相关。Apo AⅠ偏低见于冠心病和脑血管病患者,家族性高 TG 血症者 HDL-C 往往偏低,但 Apo AⅠ 不一定低,不增加冠心病危险;家族性混合型高脂血症者 Apo AⅠ 与 HDL-C 均轻度下降,冠心病危险性较高。Apo AⅠ缺乏症（如 Tangier 病）、家族性低 α 脂蛋白血症、鱼眼病等血清中 Apo AⅠ 与 HDL-C 极低。血中 Apo AⅠ 水平受一些药物和激素的影响,如避孕药、乙醇、雌激素等;随年龄波动较小,女性稍高于男性,但差异不明显。

（2）Apo AⅠ 是 HDL 的特征性载脂蛋白,占 HDL 蛋白质的 65%～70%,而其他脂蛋白中 Apo AⅠ 极少,缺乏时可出现严重低 HDL-C 血症。但 HDL 是一系列颗粒大小与组成不均一的脂蛋白,当 HDL 亚类与组成有变化时,Apo AⅠ 不一定有相应变化,所以同时测定 Apo AⅠ 和 HDL-C 对病理生理状态的分析更有帮助。测定 Apo AⅠ 较 HDL 对预防缺血性心脏病的危险性可能更有价值。临床研究发现,Apo AⅠ 不仅在胆固醇逆向转运中起重要作用,而且具有稳定前列环素、抑制 LDL 氧化修饰、保护血管内皮细胞的作用,同时在细胞膜结构的稳定中发挥着重要作用,但氧化型 HDL 中的 Apo A Ⅰ寡聚体却可能参与了动脉粥样硬化的发展。

(六)Lp(a)

1.测定方法

常用方法为免疫比浊法和 ELISA,其中免疫透射比浊法最常用。

2.标本

空腹 12 小时后采静脉血,及时分离血清。

3.参考范围

Lp(a)为 120～180 mg/L,通常成人参考范围以血清<300 mg/L 为界限。

4.临床诊断价值和评价

(1)Lp(a)升高者发生冠心病危险性增加,提示 Lp(a)可能具有致动脉粥样硬化作用,但尚缺乏临床研究的证据。Lp(a)是一组不均一的脂蛋白,由 Apo(a)和 Apo B 经二硫键相连而成。Apo A 是一个具有多态性的糖蛋白,占 Lp(a)蛋白组分的 20% 左右,与纤溶酶原的结构极为相似。在动脉粥样硬化发生发展过程中,Lp(a)与 Apo B 起协同作用,Lp(a)可增加 LDL 的氧化易感性,促进泡沫细胞形成,抑制纤溶酶原激活,从而加速动脉粥样硬化进程。

(2)Lp(a)与 T1DM 的关系大致为:①血浆 Lp(a)浓度可能升高;②糖尿病肾病时浓度升高,糖尿病肾病不同阶段其浓度无差异;③糖代谢控制程度与血浆 Lp(a)浓度成正相关关系。

Lp(a)与 T2MD 的关系为:①与健康人相比,T2MD 患者血浆 Lp(a)浓度无差异或轻度升高;②糖尿病并发肾病变时血浆 Lp(a)浓度升高,Lp(a)水平与肾功能损害程度呈正相关;③糖尿病合并冠心病的患者,血浆 Lp(a)浓度升高;④糖尿病并发视网膜病变时,血浆 Lp(a)浓度可能升高;⑤糖尿病的代谢控制程度与血浆 Lp(a)浓度无关联。

(3)一般认为,Lp(a)在同一个体中相当恒定,主要与遗传有关,基本不受性别、年龄、体重、适度体育锻炼和大多数降胆固醇药物的影响,但个体间差异很大,健康人群的 Lp(a)水平呈明显的正偏态分布,通常以 300 mg/L 为临界值,高于此水平者患冠心病的危险性明显增高。Lp(a)病理性增高见于:①缺血性心、脑血管疾病;②心肌梗死、外科手术、急性创伤和急性炎症,Lp(a)和其他急性时相蛋白一样增高;③肾病综合征和尿毒症;④除肝癌以外的恶性肿瘤;⑤糖尿病性肾病。因为 Lp(a)合成于肝脏,因此 Lp(a)病理性降低见于肝脏疾病(慢性肝炎除外)。

第五节 血脂异常症的治疗

一、治疗目标

中国成人血脂异常防治指南制定联合委员会制定了《中国成人血脂异常防治指南》,其按照有无冠心病及其等危症、有无高血压及其他心血管危险因素的多少,结合血脂水平综合评估心血管病的发病危险,将人群进行危险性高低分层。危险性越高,则调脂治疗应该更加积极。冠心病等危症包括:①有临床表现的冠状动脉以外动脉的动脉粥样硬化,包括缺血性脑卒中、周围动脉疾病、腹主动脉瘤和症状性颈动脉病(如短暂性脑缺血)等;②糖尿病;③有多种危险因素,如高血压、吸烟、低 HDL-C 血症、肥胖、早发缺血性心血管病家族史、老龄(男性≥45 岁、女性≥55 岁)。

根据 2010 年《中国 2 型糖尿病防治指南》,在进行调脂治疗时,应将降低 LDL-C 作为首要目标。如无他汀药物的禁忌证,所有已罹患心血管疾病的糖尿病患者都应使用他汀类调脂药,以使 LDL-C 降至 2.07 mmol/L(80 mg/dL)以下或较基线状态降低 30%～40%。对于没有心血管疾病且年龄在 40 岁以上者,如果 LDL-C 在 2.5 mmol/L 以上或 TC 在 4.5 mmol/L 以上,应使用他汀类调脂药;年龄在 40 岁以下者,如同时存在其他心血管疾病危险因素(高血压、吸烟、微量白蛋白尿、早发性心血管疾病的家族史及估计的心血管疾病整体危险性增加)时亦应开始使用他汀类药物。如果甘油三酯浓度超过 4.5 mmol/L,可以先用贝特类药物治疗,以减少发生急性胰腺炎的危险性。当他汀类药物治疗后 LDL-C 已达标,但甘油三酯>2.3 mmol/L,HDL-C<1.0 mmol/L 时可考虑加用贝特类药物。

二、非药物治疗

(1)饮食治疗。

(2)规律的有氧运动。

(3)其他:健康的生活方式,如戒烟、限盐、限制饮酒等。

三、药物治疗

(一)HMG-CoA 还原酶抑制剂(他汀类)

以降低胆固醇为主,如阿托伐他汀 10~80 mg/d,辛伐他汀 5~40 mg/d,普伐他汀 10~40 mg/d,瑞舒伐他汀 10~20 mg/d,氟伐他汀 40~80 mg/d。

(二)纤维酸衍生物(贝特类)

以降低 TG 为主,如非诺贝特 0.1 g,每天 3 次,或微粒型 0.2 g,每天 1 次;苯扎贝特 0.2 g,每天 3 次,或缓释型 0.4 g,每晚 1 次。

(三)胆固醇吸收抑制剂

胆固醇吸收抑制剂如依折麦布等。

(四)胆酸螯合剂(树脂类)

胆酸螯合剂如考来烯胺、考来替哌等。

参 考 文 献

[1] 薛君.实用内分泌疾病诊治学[M].开封:河南大学出版社,2020.

[2] 刘平平.实用内分泌代谢疾病诊断与治疗[M].长春:吉林科学技术出版社,2019.

[3] 刘振杰.内分泌科[M].北京:科学出版社,2020.

[4] 丁丽萍.内分泌疾病诊疗新进展[M].长春:吉林大学出版社,2019.

[5] 伍俊妍,王燕.内分泌代谢疾病[M].北京:人民卫生出版社,2020.

[6] 董立红.内分泌疾病临床诊疗学[M].哈尔滨:黑龙江科学技术出版社,2019.

[7] 刘金芳.内分泌病保健与调养[M].南昌:江西科学技术出版社,2020.

[8] 陆诗清.内分泌科常见病诊疗进展[M].长春:吉林科学技术出版社,2019.

[9] 田芳.临床内分泌诊疗学[M].天津:天津科学技术出版社,2020.

[10] 罗晖.内分泌疾病临床治疗学[M].哈尔滨:黑龙江科学技术出版社,2019.

[11] 府伟灵,张忠辉.内分泌与代谢系统疾病[M].北京:人民卫生出版社,2020.

[12] 胡文净.实用内分泌疾病诊治精要与护理[M].北京:中国纺织出版社,2019.

[13] 荣青峰.常见内分泌疾病诊疗手册[M].太原:山西科学技术出版社,2020.

[14] 宋敏.新编内分泌疾病诊断与治疗[M].长春:吉林科学技术出版社,2019.

[15] 陈新霞.临床内分泌疾病诊疗新进展[M].哈尔滨:黑龙江科学技术出版社,2020.

[16] 范庆云.内分泌疾病临床诊治[M].哈尔滨:黑龙江科学技术出版社,2019.

[17] 刘静.临床内分泌科学新进展[M].北京:金盾出版社,2020.

[18] 廖二元,袁凌青.内分泌代谢病学[M].北京:人民卫生出版社,2019.

[19] 李蓉.新编内分泌疾病诊疗思维与实践[M].长春:吉林科学技术出版社,2020.

［20］宁静.临床内分泌诊疗技术［M］.天津：天津科学技术出版社，2019.

［21］毛玉山.内分泌疾病临床诊断与治疗［M］.长春：吉林科学技术出版社，2020.

［22］李志红.内分泌代谢科精要［M］.北京：中国纺织出版社，2019.

［23］张磊.常见内分泌疾病治疗要点及预后［M］.天津：天津科学技术出版社，2020.

［24］王天平.现代内分泌疾病诊疗实践［M］.昆明：云南科技出版社，2019.

［25］王琳.临床内分泌与代谢性疾病［M］.北京：科学技术出版社，2020.

［26］柳河.新编内分泌代谢病学［M］.长春：吉林科学技术出版社，2019.

［27］王秀玲.内分泌科常见病诊疗新进展［M］.哈尔滨：黑龙江科学技术出版社，2020.

［28］王娜.临床内分泌代谢性疾病治疗学［M］.长春：吉林科学技术出版社，2019.

［29］刘建军，王玉金，员建中.临床内分泌学［M］.南昌：江西科学技术出版社，2019.

［30］李菲.实用内分泌疾病与代谢性疾病诊治［M］.沈阳：沈阳出版社，2020.

［31］杜建玲.内分泌学［M］.北京：中国协和医科大学出版社，2019.

［32］杨军.内分泌科常见病诊疗新进展［M］.长春：吉林科学技术出版社，2020.

［33］魏守超.实用临床内分泌研究［M］.长春：吉林科学技术出版社，2019.

［34］李蓉.实用临床内分泌科疾病诊疗学［M］.长春：吉林科学技术出版社，2020.

［35］高东玲，刘阳，王慧卿.内分泌疾病基础与临床精要［M］.长春：吉林科学技术出版社，2019.

［36］李蒙，张晶，王莹，等.4 例 2 型糖尿病合并中枢性尿崩症患者的精细化护理［J］.护理学报，2020，27（22）：64-66.

［37］沈颖洁，孙春芳，黄立飞，等.针刺对 2 型糖尿病患者胰岛素抵抗及脂代谢的影响［J］.中国中医药科技，2020，27（2）：235-237.

［38］王顺红.糖尿病血糖控制水平与饮食及生活方式等影响因素的分析［J］.医药前沿，2020，10（20）：228-230.

［39］卢秀波，田文.甲状腺功能亢进症外科治疗中国专家共识（2020 年版）［J］.中国实用外科杂志，2020，40（11）：1229-1233.

［40］李振科，刘国良.碘过量与甲状腺功能减退症［J］.实用糖尿病杂志，2020，16（6）：6-7.